Christina Vogelsang



# Ein Schatz von der Insel der Hundertjährigen

CHRISTINA VOGELSANG

# Ein Schatz von der Insel der Hundertjährigen

## Persönliche Geschichten vom Umgang mit EM-X Gold

URSPRUNG – ANWENDUNG – ERFAHRUNGEN

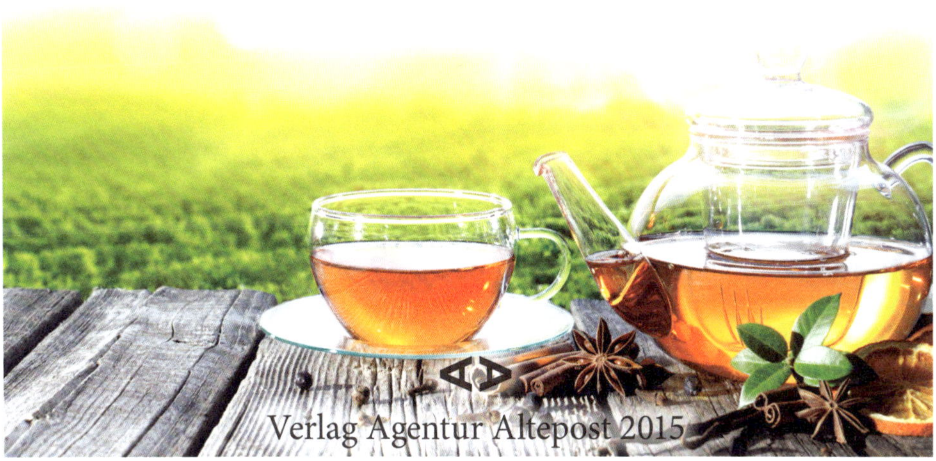

Alle Hinweise in diesem Buch wurden nach bestem Wissen erstellt. Die Angaben und Fallbeschreibungen erfolgten ohne Verpflichtung oder Garantie der Autorin und unter Verwendung von Pseudonymen für alle Gesprächspartner. Die Autorin, die Herausgeber und der Verlag übernehmen keine Verantwortung für etwa vorhandene Unklarheiten und inhaltliche Unrichtigkeiten; sie übernehmen ebenso keine Haftung für Schäden irgendwelcher Art, die sich direkt oder indirekt aus dem Gebrauch der vorgestellten Anwendungen ergeben. Die Hinweise und Empfehlungen zur Selbsthilfe können bei schweren Erkrankungen den Arzt oder Heilpraktiker nicht ersetzen. Es empfiehlt sich deshalb immer, eine zusätzliche medizinische Diagnose vom Behandler einzuholen und sich von diesem therapeutisch begleiten zu lassen.

## IMPRESSUM

Christina Vogelsang, Ein Schatz von der Insel der Hundertjährigen
Persönliche Geschichten vom Umgang mit EM-X Gold
Ursprung – Anwendung – Erfahrungen
Texte: Christina Vogelsang (Porträtfoto: Romeo Mariano)
Gesamtprojekt (Texte/Bildauswahl/Lizenzierung): © edition Verlagsgesellschaft mbH
Abbildungen: © Adobe-Stock-Fotoarchiv (Titelbild und S. 3: Romolo Tavani / S. 21: Artem / S. 22: Ivanko80 / S. 24: absolut / S. 28: Gordon Grand / S. 30-31: JackF / S. 34: tina7si / S. 38: Robert Kneschke / S. 40-41: Zinkerych / S. 44: Bernhard Bodo / S. 48-49: aletia2011 / S. 52: Elypse / S. 56-57: Jakob Kamender / S. 60: pikselstock / S. 64: Halfpoint / S. 67: Christian Schwier / S. 72: New Africa / S. 77: Ingo Bartussek / S. 79: Photographee.eu)
Fotos S. 7/9/13: © EM Research Organisation Inc. (EMRO)
Satz & Gestaltung: Agentur Altepost 2015
Druck & Bindung: Grafisches Centrum Cuno, Calbe
ISBN 978-3-9821304-0-8

Verlag Agentur Altepost 2015 / 1. Auflage 2019 / 

Bibliographische Information der Deutschen Nationalbibliothek: Die Deutsche Nationalbibliothek verzeichnet diese Publikation in der Deutschen Nationalbibliographie; detaillierte bibliographische Daten sind im Internet über http://dnb.d-nb.de abrufbar.

# Inhalt

# Vorwort

## DIE ABSICHT DIESES BUCHES

Kennen Sie schon EM-X Gold? In dem vorliegenden Buch, welches Sie hier in den Händen halten, geht es um ein einzigartiges Produkt: EM-X Gold. Mittlerweile gibt es dieses ganz besondere Fermentationsgetränk, dessen Wirkung auf der EM-Technologie beruht, seit über zwanzig Jahren. In den Anfängen hieß es noch EM-X, 2009 wurde es dann von dem verbesserten EM-X Gold abgelöst. Was EM-X Gold alles bewirken kann, möchte ich Ihnen in diesem Buch nahebringen.

EM-X Gold reift über viele Monate in einem aufwendigen Prozess und entfaltet mit Hilfe feinenergetischer Schwingungen sein Potenzial auf Körper und Seele. Vielleicht sind Sie schon mit EM-X Gold und seiner Wirkung vertraut? Dann können Sie hier Ihre persönlichen Erfahrungen mit denen anderer Menschen vergleichen und gleichgesinnte Nutzer kennenlernen. Oder kennen Sie EM-X Gold noch nicht und möchten es kennenlernen? Falls Sie noch an der versprochenen Wirkung zweifeln, möchte ich gerne versuchen, Sie von EM-X Gold zu überzeugen, denn die Erfolge sprechen für sich.

In jedem dieser Fälle sind Sie hier richtig. Ich möchte Ihnen EM-X Gold vorstellen, erklären, woher es kommt, wie es gewonnen wird und was es an Körper und Seele bewirken kann. Über die überzeugenden Wirkungen habe ich mit vielen EM-X Gold Nutzern gesprochen. Diesen ganz persönlichen Erfahrungsberichten geht ein erklärender Teil voraus. Sicherlich wollen Sie nicht nur wissen, was EM-X Gold „alles kann", sondern auch hören, wie es hergestellt wird und was es so besonders macht.

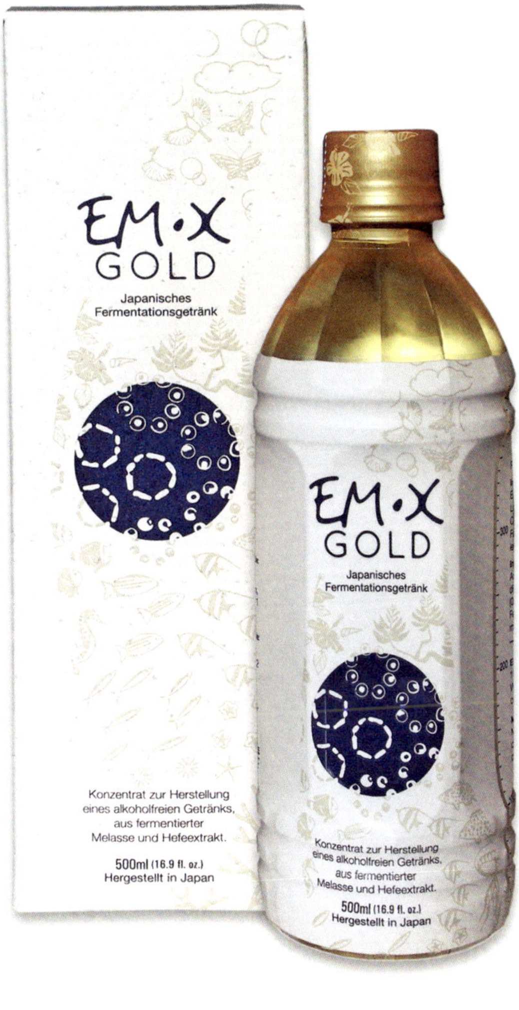
EM·X
GOLD
Japanisches
Fermentationsgetränk
Konzentrat zur Herstellung
eines alkoholfreien Getränks,
aus fermentierter
Melasse und Hefeextrakt.
500ml (16.9 fl. oz.)
Hergestellt in Japan

# Teil 1

# EIN FERMENTATIONSGETRÄNK AUS DER EM-TECHNOLOGIE

EM-X Gold ist zunächst einmal ein Fermentationsgetränk. Während der Fermentation natürlicher Zutaten scheiden Effektive Mikroorganismen Stoffwechselprodukte aus, die für den Körper sehr wertvoll sind. Außerdem, und das ist etwas Besonderes, werden auch die feinenergetischen Schwingungen der Mikroorganismen während des Herstellungsprozesses auf das Getränk übertragen und darin gespeichert. EM-X Gold ist also viel mehr als ein Getränk! Durch eine weitere Aufbereitung enthält EM-X Gold keine lebendigen Mikroorganismen mehr. Daher bestimmen vor allem die energetische Qualität der Zutaten, ihre Wechselwirkungen mit den Effektiven Mikroorganismen im Fermentationsprozess sowie die daraus entstehenden Stoffwechselprodukte die Wirksamkeit von EM-X Gold.

## 1.1 Ursprung – Was ist EM-X Gold?

Vor etwa dreißig Jahren begründete der japanische Wissenschaftler Dr. Higa die EM-Technologie. EM steht für Effektive Mikroorganismen. Wenn Sie sich für EM-X Gold interessieren, ist Ihnen die EM-Technologie möglicherweise schon bekannt, trotzdem möchte ich die Grundzüge im Folgenden noch einmal kurz darstellen.

Prof. Higa teilte die Gemeinschaft aller Mikroorganismen in drei Gruppen ein. Es gibt die aufbauenden Mikroorganismen, krankheits- und fäulniserregende Mikroorganismen und neutrale, opportunistische Mikroorganismen, auch „Mitläufer“ genannt, die sich je nach Milieu positiv oder

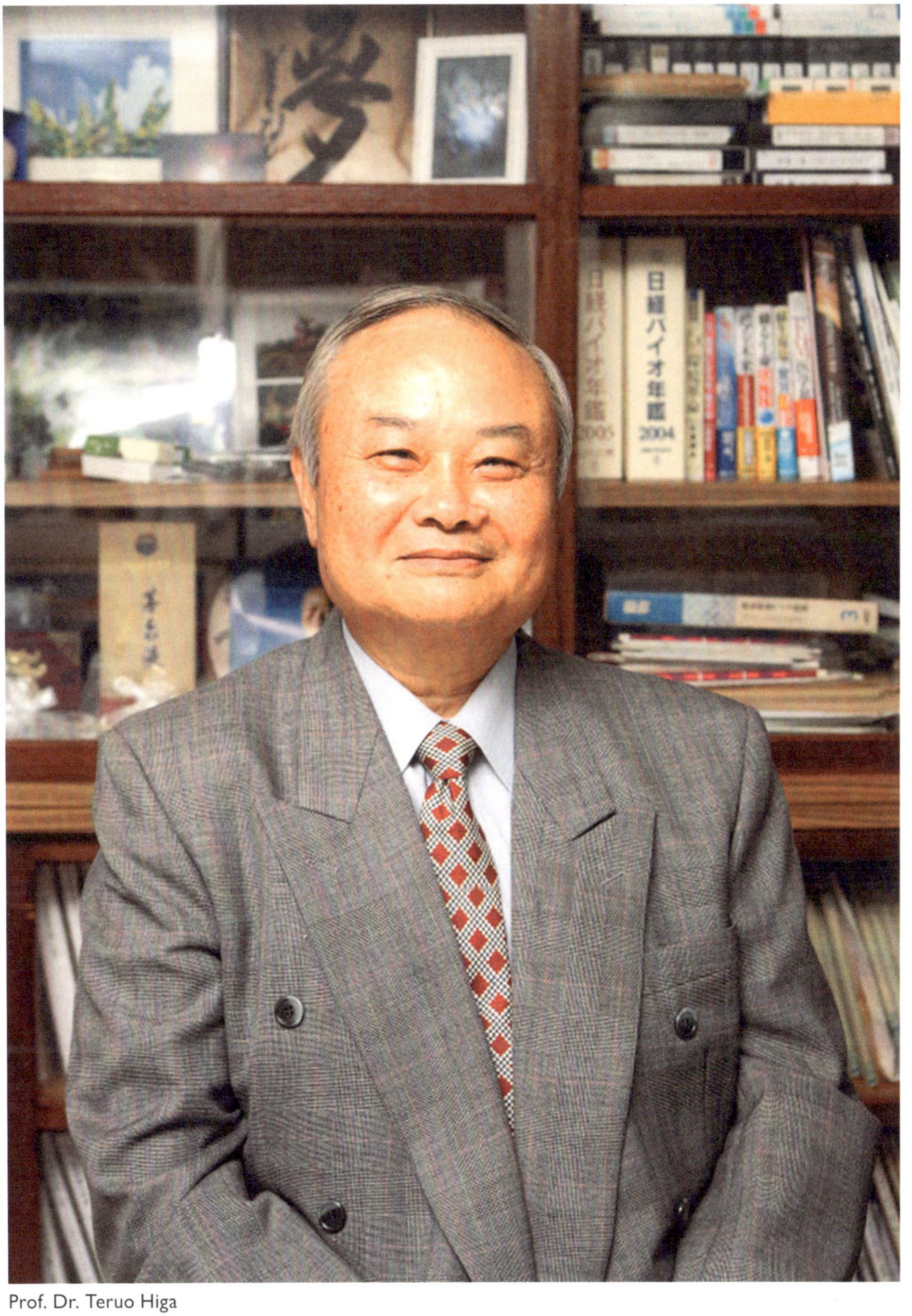


Prof. Dr. Teruo Higa

negativ verhalten können. Kurz zusammengefasst erklärt Higa, dass alle drei Mikroorganismen-Gruppen über den Zustand und die wesentlichen Vorgänge des Milieus, in dem sie sich befinden, bestimmen. Wenn krankheits- und fäulniserregende Bakterien im Vergleich zu den aufbauenden Mikroorganismen in der Überzahl sind, spricht Higa von einem negativen Milieu. In diesem Fall würde die neutrale Gruppe zusätzlich auf die negative Seite gezogen und wird von ihnen unterstützt. Das kann zu einer erhöhten Anfälligkeit von Krankheiten und Schwächung führen. In einem positiven Milieu haben sich hingegen die aufbauenden Mikroorganismen durchgesetzt. In diesem Fall werden sie nun von den „Mitläufern“ unterstützt. Durch Effektive Mikroorganismen können positive Milieus erzeugt werden, denn sie stärken die Gruppe der natürlich vorkommenden positiven Mikroorganismen. Aus einem negativen Milieu kann so ein positives Milieu werden. Statt einer Schwächung kommt es nun zu Regeneration, Aufbau und Stärkung des jeweiligen Anwendungsgebietes. Zunächst entstand durch Higas Forschung eine Mischung positiver Mikroorganismen, die in nahezu allen Lebensräumen unterstützen und fördern kann. Bei dieser Mischung handelt es sich um „EM Effektive Mikroorganismen“.

Die Entwicklung von EM-X begann im Jahr 1992. Bei der Forschung an diesem neuen Produkt legte Higa sein Augenmerk nicht nur auf die klassischen biologischen Eigenschaften der Mikroorganismen, sondern vor allem auch auf ihre feinenergetischen Resonanzen.

Doch was sind diese feinenergetischen Resonanzen überhaupt? Der menschliche Körper verbraucht und produziert Energie, beispielsweise in Form von Wärme. Die Nervenbahnen leiten pausenlos elektrische Impulse an unsere Zellen weiter. Neben diesen messbaren Energien, die mit Hilfe eines EEGs oder EKGs aufgezeichnet werden können, existieren aber weitere energetische Felder, die auf einer feinstofflichen Ebene angesiedelt und nicht messbar sind.

Das Wissen über solcherlei feinstoffliche Energien ist alt und war bereits in der alten chinesischen Medizin und im Ayurveda bekannt. Laut dieser

Lehren existieren im menschlichen Körper feinstoffliche Energiezentren und ein feinstoffliches Energiefeld, das stets im Gleichgewicht zu halten ist. Für die Gesundheit und das Wohlbefinden ist der freie Fluss der feinstofflichen Energien unabdingbar.

Mit speziellen Methoden gelang es Prof. Dr. Higa, feinenergetische Resonanzen auf eine hochwertige Keramik zu übertragen, die er EM-X Keramik nannte. Um die positiven Wirkungen auch gezielt für das menschliche Wohlbefinden nutzen zu können, entwickelte er mit EM-X zusätzlich ein Fermentationsgetränk, welches alle positiven Komponenten der EM-Technologie vereint: Während der Fermentation natürlicher Zutaten scheiden EM Effektive Mikroorganismen einerseits wertvolle Stoffwechselprodukte aus, andererseits werden die feinenergetischen Resonanzen während des aufwendigen Herstellungsprozesses auf das Getränk übertragen und darin gespeichert.

Zu Beginn der Entwicklung von EM-X ging Higa davon aus, dass Zutaten wie Reiskleie, Seetang oder tropische Früchte, die selbst viele Antioxidanten enthalten, die beste Nahrung für die EM Effektiven Mikroorganismen seien, um im Fermentationsprozess eine möglichst starke antioxidative Wirkung zu erzielen. Diese Annahme war zwar richtig, allerdings schien es Prof. Dr. Higa noch nicht ausreichend und zufriedenstellend genug.

Er sah mehr Potenzial und forschte nach weiteren Möglichkeiten. Im Jahr 2008 wurde EM-X schließlich zu EM-X Gold. Ich sprach mit einem Mitarbeiter der EMRO, der mir erklärte, dass Prof. Higa in mehrjähriger Forschungsarbeit die ursprüngliche Rezeptur von EM-X modifizieren und den Herstellungsprozess deutlich optimieren konnte. Dadurch sei ein noch viel besseres Produkt geschaffen worden.

Was ist die EMRO? Die EM Research Organisation Inc. (EMRO) wurde von Prof. Higa selbst mit der Aufgabe gegründet, seinen Herzenswunsch zu verfolgen und umzusetzen: „Den Aufbau einer Gesellschaft, die auf Koexistenz und gemeinsamem Wohlstand basiert" und über die Förderung einer nachhaltigen Landwirtschaft, Umweltschutz und Gesundheit der Menschen mittels EM-Technologie erreicht werden kann. Die EMRO ist eine sogenannte Non-Profit-Organisation und weltweit die einzige Organisation, die das geistige Eigentum Prof. Higas im Bezug auf die EM-Technologie nutzen darf und Eigentümer aller Marken- und Patentrechte ist. Ihrer Aufgabe kommt die EMRO mit der Unterstützung von Lizenzpartnern auf der ganzen Welt nach, die sich der Philosophie Prof. Higas angeschlossen haben.

Für jedes Land gibt es nur einen Partner, damit es untereinander nicht zu Konkurrenz kommt, was dem Ziel der EMRO widersprechen würde. Die EMRO unterstützt ihre Partner mit ihrem Wissen, der Forschung und Entwicklung zur Herstellung der Original EM-Produkte. Weltweit zahlen alle Lizenzpartner für die verkauften Original EM-Produkte entsprechende Abgaben. Partner in Industrieländern wie Deutschland zahlen höhere Beiträge, Entwicklungsländer können bis zu hundertprozentig von der EMRO gefördert werden.

Originalprodukte mit EM Effektive Mikroorganismen, beziehungsweise Produkte, die auf der EM-Technologie beruhen, sind untrennbar mit Prof. Higa und der EM Research Organisation Inc., der EMRO, verbunden. Die Marken EM Effektive Mikroorganismen® und EM® stehen für das Original. Das neu entwickelte EM-X Gold ist ein funktionsverstärktes EM-X, eine Weiterentwicklung des älteren Produkts. Seit Beginn der Forschung hat EM-X seine Effektivität bei der Behandlung verschiedenster Krankheiten unter Beweis gestellt und findet immer mehr Anwender.

Dr. Shigeru Tanaka, der unter anderem Mikrobiologie, Bakteriologie und Gehirnphysiologie studierte und eine Fachklinik für Gehirnchirurgie in Japan leitet, berichtet über erstaunliche Heilerfolge im Zusammenhang mit EM-X. Als einer der ersten Mediziner erprobte Dr. Tanaka EM-X und später natürlich auch EM-X Gold an Patienten seiner Praxis. In seinen Büchern belegte er die Anwendungen mit zahlreichen Fallbeispielen aus der täglichen Arbeit in seiner Klinik. Er bezeichnete es als eines der stärksten natürlichen Antioxidantien und beschrieb Heilerfolge in verschiedensten Bereichen, da-

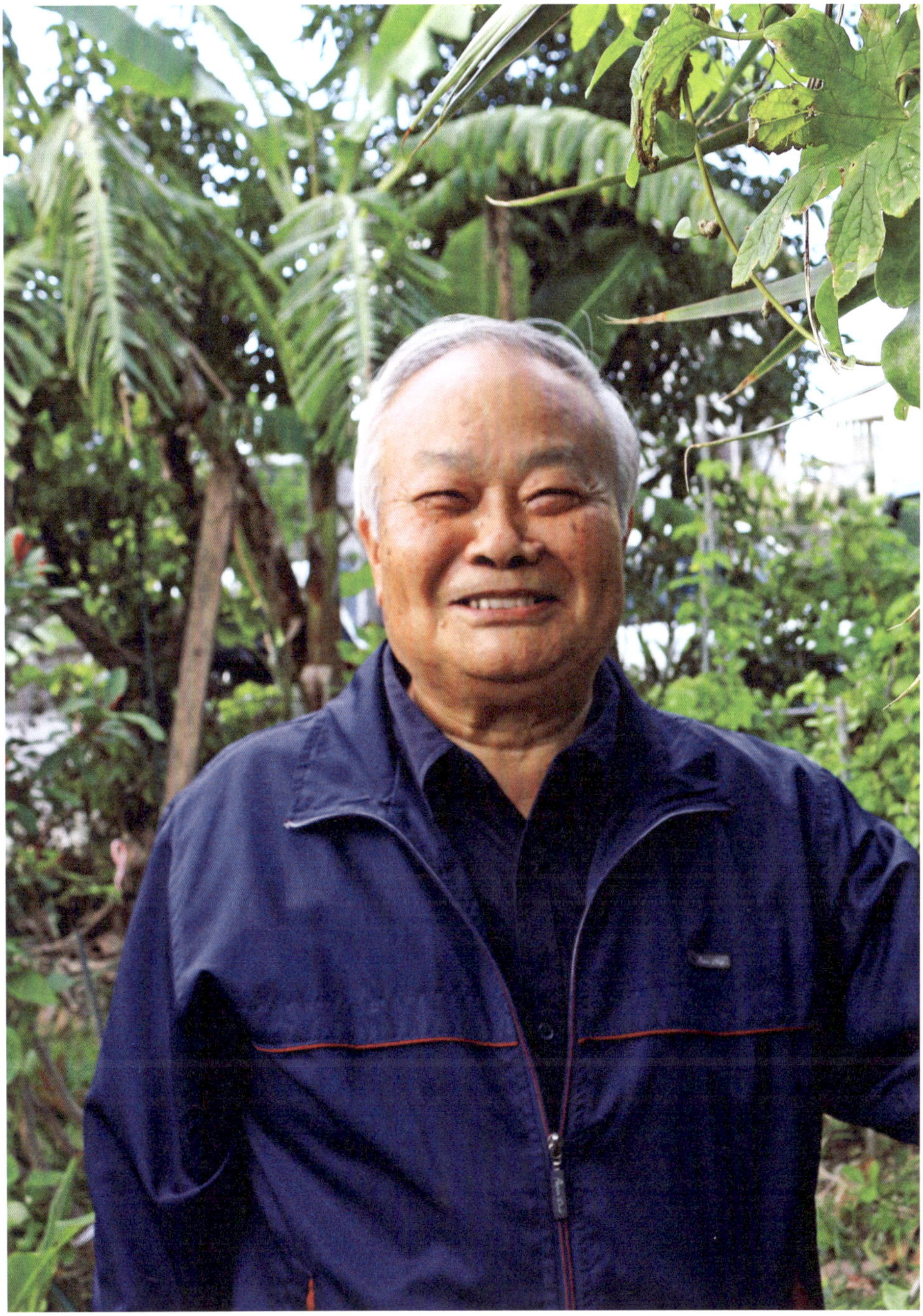

Prof. Dr. Teruo Higa

runter Diabetes, Asthma, Rheuma, Parkinson und Demenz. Besonders hervorzuheben seien die Erfolge von EM-X in der Krebsbehandlung. Tanaka erklärte, dass die parallele Therapie von EM-X und einem Krebsmedikament dessen Wirkung steigere und gleichzeitig die Nebenwirkungen mindere.

Die meisten Anwender von EM-X Gold erhoffen sich durch die Einnahme eine gesteigerte Vitalität. Andere behandeln damit gezielt bestimmte Erkrankungen. Darunter zum Beispiel chronische Darmerkrankungen, Rheuma, Diabetes oder Parkinson. Einer der häufigsten genannten Gründe für die Anwendung war aber die Diagnose Krebs.

## 1.2 Gewinnung – Inhaltsstoffe und Wirkung

### Gewinnung und Inhaltsstoffe

EM-X Gold besitzt eine Vielzahl kostbarer Inhaltsstoffe, Mineralstoffe und Spurenelemente, die wesentlich zur Wirkung beitragen. Um EM-X zu verbessern, bediente sich Higa neben den organischen Substanzen, die zur Nahrung der EM Effektive Mikroorganismen dienen, nun vorwiegend mineralischen Substanzen, die er unter anderem in Korallenkalzium angereichertem Hefeextrakt fand. So findet sich in EM-X Gold Korallenkalzium der Sango-Koralle, die ausschließlich vor den Küsten Okinawas vorkommt.

Okinawa wird auch als Insel der Hundertjährigen bezeichnet, denn die Menschen dort werden außergewöhnlich alt und sind besonders gesund. Krebs oder Herz-Kreislauferkrankungen kommen dort so gut wie nicht vor. Ein Grund dafür wird im Trinkwasser vermutet. Die Korallen gelangen auf Okinawa auf natürliche Weise ins Trinkwasser, was die Bewohner mit besonders viel Calzium und Magnesium versorgt. Das Regenwasser sickert durch den Boden, der oft aus Korallensand besteht. Die Sango-Koralle enthält die beiden wichtigsten Mineralien Calcium und Magnesium, in dem für den menschlichen Körper idealen Verhältnis 2:1, sowie rund 70 weitere Mineralstoffe und Spurenelemente. Die Koralle ist eine sogenannte Steinkoralle, die Kalk ablagert und dadurch Skelette um sich herum bildet. Diese Kalkskelette sind mit dem Meeresboden verwachsen, sterben nach einer Weile ab. Durch natürliche Erosionen entsteht aus den Skeletten Sango-Korallensand. Wichtig ist hier anzumerken, dass beim Abbau dieses Korallensandes selbstverständlich keine lebenden Korallenriffe zerstört werden.

Ein weiterer nennenswerter Bestandteil in EM-X Gold ist Nigari. Nigari, ein aus Meerwasser gewonnenes Gerinnungsmittel, das unter anderem auch zur Herstellung von Tofu dient, ist eine Ur-Essenz aus dem Meer, die seit Tausenden von Jahren auch von der chinesischen Medizin eingesetzt wird. Nach der Gewinnung aller kristallinen Salze aus dem Meerwasser bleibt der flüssige Teil zurück und wird als Nigari bezeichnet. Alle wichtigen Spurenelemente wie Jod, Kobald, Magnesium, Mangan, Kupfer, Eisen, Selen, Silizium und Zink sind in Nigari enthalten. In Japan gilt Nigari als gesundheitsfördernd und wird gegen Heuschnupfen oder Neurodermitis angewendet.

Der wichtigste und bisher noch unerwähnte Hauptbestandteil von EM-X Gold ist ECEM. ECEM werden die reinen Stoffwechselprodukte der EM Effektive Mikroorganismen genannt, die nach der Fermentation bestimmter Rohstoffe mit EM Effektive Mikroorganismen in einem speziellen Prozess gewonnen werden. Die Abkürzung leitet sich aus den Begriffen „Extract from Culture of Effective Microorganism“ ab. Bevor EM-X Gold gewonnen werden kann, muss also zunächst ECEM hergestellt werden. Die Gewinnung dieses hochwertigen Stoffwechselproduktes ist das Herzstück der EM-X Gold Technologie. Bei den Rohstoffen handelt es sich um Melasse, Hefeextrakt, das uns schon bekannte Korallencalzium und Nigari.

Melasse ist ein Nebenprodukt der Zuckergewinnung und dient als Nahrung für die EM Effektive Mikroorganismen. Sie ist reich an Mineralstoffen und organischen Säuren, die das Wachstum der Mikroorganismen unterstützen.

Hefeextrakt ist besonders reich an Proteinen, Aminosäuren, Kohlehydraten, Vitaminen und Mineralstoffen und somit ebenfalls Nahrung für die Mikroorganismen. Diese Rohstoffe werden achtsam ausgewählt, um den Stoffwechsel der EM Effektive Mikroorganismen bestmöglich zu unterstützen.

Dadurch können möglichst viele ihrer wertvollen Stoffwechselprodukte gewonnen werden. Im Falle von EM-X Gold sind das Vitamine, Spurenelemente, Antioxidantien und Aminosäuren. Alle Rohstoffe werden mit EM Effektive Mikroorganismen gemischt und fermentiert. Anschließend erfolgt die Extraktion der Stoffwechselprodukte.

Die Gewinnung von ECEM mithilfe von Fermentation unterscheidet sich von der Fermentation üblicher Nahrungsmittel. Zum Vergleich: Ein bekanntes Beispiel, mithilfe von Mikroorganismen ein Lebensmittel herzustellen, ist die Herstellung von Joghurt. Der Milch wird ein Ferment beigegeben, in diesem Fall Milchsäurebakterien. Die Mikroorganismen sorgen dafür, dass sich während der Fermentation Teile der ursprünglichen Milchbestandteile verändern und dass schließlich Joghurt entsteht. Der Anteil unveränderter Milchbestandteile ist im Joghurt sehr hoch. Der Anteil von Mikroorganismen produzierter Stoffe ist im Verhältnis dazu recht gering.

Bei der Herstellung von ECEM kommt es jedoch auf einen sehr hohen Anteil dieser nützlichen Stoffe an, die von den Mikroorganismen produziert werden. EM Effektive Mikroorganismen werden daher die genannten wertvollen Rohstoffe zugeführt, die sich als sehr förderlich für die Fermentation und die Entstehung der Stoffwechselprodukte gezeigt haben. Die Rohstoffe werden von den Mikroorganismen weitgehend verarbeitet und sind gegen Ende der Fermentation nur noch in geringen, kaum feststellbaren Anteilen im Produkt enthalten, aus dem schließlich ECEM extrahiert wird. Der Anteil an Stoffwechselprodukten der Mikroorganismen ist im Vergleich zu einer herkömmlichen Fermentation, wie zum Beispiel bei der Herstellung von Joghurt, bedeutend höher.

WIRKUNG

Die Wirksamkeit von EM basiert auf drei Wirkmechanismen: Antioxidation, Deionisation und Energiefreisetzung durch regenerative Schwingungen. Diese drei Wirkmechanismen werden von den Stoffwechselprodukten der Effektiven Mikroorganismen erzeugt, aus denen EM-X Gold besteht.

Ich möchte nun erklären, wie diese drei Mechanismen funktionieren. Alle Prozesse zur Energiegewinnung in unserem Körper benötigen Sauerstoff. Dabei entstehen als Zwischenprodukte immer auch hochreaktive und aggressive Formen des Sauerstoffs, denen ein Elektron fehlt: freie Radikale, die Körperzellen zerstören. Durch ungesunde Ernährung oder physischen und psychischen Stress kann es zu einem Überschuss an freien Radikalen kommen, die das Wohlbefinden langfristig beeinflussen und Prozesse im Körper beeinträchtigen können. Antioxidantien geben diesen freien Radikalen Elektronen ab, ohne dabei selbst zum Radikal zu werden. Sie werden mit der Nahrung aufgenommen, können im Körper aber auch selbst hergestellt werden. Zu den wichtigsten mit der Nahrung aufgenommenen Antioxidantien gehören Vitamine und Enzyme, die im Körper direkt antioxidativ wirken können.

Auch EM-X Gold enthält solche Antioxidantien in materieller Form. Der Großteil der antioxidativen Kapazität von EM-X Gold geht jedoch von seiner indirekten Wirkung im Körper aus. EM-X Gold unterstützt den Körper darin, die für ihn richtigen und individuellen Antioxidantien zu produzieren. Diese körpereigenen Antioxidantien sind ganz genau auf die aktuelle Situation des Körpers abgestimmt. Folglich wird der Körper in einen Zustand versetzt, in dem er sich bestmöglich selbst vor oxidativen Prozessen schützen kann.

Durch seine indirekte Antioxidationskraft unterscheidet sich EM-X Gold enorm von anderen Fermentationsprodukten, über die man seinen Körper lediglich mit materiellen Antioxidantien versorgen kann. Die deionisierende Wirkung von EM ist für den menschlichen Körper sehr hilfreich, denn durch Deionisation wird es für ihn leichter, sich von schädlichen Stoffen zu befreien.

Dabei kann es sich zum Beispiel um Schwermetalle oder chemische Rückstände von Medikamenten handeln, die häufig auch als „Schlacken“ bezeichnet werden. Grundsätzlich sind es Stoffe, die nach der Oxidation im Körper übriggeblieben sind, sehr klein sind und eine elektrische Ladung besitzen. Durch ihre Ladung gehen sie Bindungen mit anderen Elementen ein, werden im Gewebe eingelagert und können den Körper nicht verlassen.

EM hat die Kraft, die Ladung dieser kleinsten Teilchen aufzuheben. Dadurch lösen sie sich und der Organismus kann sich ihrer entledigen. Die Deionisation ist also eine perfekte Ergänzung zur Antioxidantion. Antioxidantien schützen vor Oxidation und der Neuentstehung von Schlacken, Deionisation befreit den Körper von bereits oxidierten Stoffen. Eine zentrale Rolle für die Entstehung positiver Schwingungen spielen die Photosynthesebakterien in EM. Sie lösen eine Schwingung in dreidimensionaler Spiralform aus, durch die einerseits unmittelbar nutzbare, regenerative Energie produziert wird, gleichzeitig kann schädliche Energie aufgenommen und in positive Energie gewandelt werden. Schwingungsenergie wird durch Erhitzen erhöht. Die Schwingung von EM-X Gold wird vervielfacht, wenn es auf achtzig bis neunzig Grad erhitzt wird.

Alle drei Wirkungsmechanismen unterstützen sich in ganz besonderer Weise. Antioxidantien schützen vor Oxidation und Zerfall, Deionisation befreit oxidierte Stoffe von ihrer Ladung und die freie, schädliche Ladung wird durch die Schwingungswirkung in positive Energie umgewandelt.

Zusammengefasst wird deutlich, dass sich in EM-X Gold keine Mikroorganismen mehr befinden. Die Wirkung von EM-X Gold basiert ausschließlich auf den Stoffwechselprodukten der EM Effektive Mikroorganismen. Nach der Fermentation werden die Stoffwechselprodukte extrahiert, so dass keine Zellen mehr enthalten sind. Vor dem Abfüllen in die Flaschen wird EM-X Gold pasteurisiert, um das Produkt stabil und die Wirkung haltbar zu machen. Übrig bleibt eine Fülle wertvoller Stoffwechselprodukte der effektiven Mikroorganismen, die durch das Erhitzen nicht beeinträchtigt werden.

## 1.3 Anwendungsgebiete und Dosierung

Dr. Shigeru Tanaka berichtet in seinem Buch über erstaunliche Heilerfolge im Zusammenhang mit EM-X. So bezeichnet er das Produkt als eines der stärksten natürlichen Antioxidantien, die auf dem Markt zu bekommen sind. Er beschreibt Heilerfolge oder deutliche Verbesserungen bei rheumatischen Erkrankungen, bakteriellen oder viralen Erkrankungen, Diabetes, Gicht, Asthma, Parkinson oder Demenz. Tanaka setzte EM-X zur ergänzenden Behandlung von Krebs ein. Krebs – einer der häufigsten Anwendungsgründe, das konnte auch ich während meiner Recherche feststellen.

Sehr wichtig ist, dass den Menschen, die EM-X oder das Nachfolgeprodukt EM-X Gold anwendeten oder noch anwenden, keine Heilungsversprechen gemacht werden und auch keine falschen Hoffnungen geschürt werden dürfen. EM-X Gold entsteht durch Fermentation und Effektive Mikroorganismen. Es enthält eine große Zahl an Antioxidantien, Mineralien und Vitaminen. Es kann damit die Selbstheilungskräfte des Körpers unterstützen, jedoch keine entarteten Zellen in ihrem Wachstum stoppen oder Wunder vollbringen.

EM-X Gold kann auch zur reinen Stärkung, für ein besseres Körpergefühl eingenommen werden. Zur Unterstützung bei einem ansonsten bewussten Lebensstil werden zehn bis dreißig ml pro Tag empfohlen, es gibt aber keine Dosierung, die zwingend einzuhalten ist. Im Falle einer fortgeschrittenen Erkrankung empfiehlt Dr. Tanaka, einer der ersten Anwender von EM-X und EM-X Gold, häufig eine höhere Dosierung. Krebserkrankten Patienten verordnet er meistens dreimal täglich sechzig bis achtzig Milliliter.

Das persönliche Empfinden des Anwenders oder der Anwenderin spielt hier aber eine große Rolle. Das bedeutet, dass sich die Nutzer durchaus auf ihr Gefühl verlassen dürfen und sollen. EM-X Gold kann pur oder in kalten und warmen Getränken getrunken werden. Durch ein kurzes Erhitzen auf achtzig bis neunzig Grad wird die regenerative Schwingung und somit auch die Wirkung vervielfacht. Am einfachsten ist es daher, wenn es in heißen Tee, Kaffee oder eine heiße Speise, zum Beispiel Frühstücksbrei oder Suppe, gegeben wird. Das Erhitzen schadet dem Produkt nicht, da keine lebenden Zellen enthalten sind.

EM-X Gold sollte zunächst mindestens für drei Monate jeden Tag getrunken werden. Die meisten Zellen in unserem Körper erneuern sich innerhalb von drei bis vier Monaten. Nach diesem Zeitraum fällt es den meisten Menschen dann leicht zu entscheiden, ob ihnen EM-X Gold gut tut und ob sie es weiter trinken möchten. In Phasen besonderer Belastung nehmen viele Menschen es auch über mehrere Jahre ein.

Wann EM-X Gold während des Tages getrunken wird, spielt keine Rolle, eine Integration in den Tagesablauf zeigte sich aber als sinnvoll. EM-X Gold ist ein Fermentgetränk, kein Medikament. Wechselwirkungen mit chemischen oder naturheilkundlichen Medikamenten sind deshalb noch nicht beobachtet worden. Nach Rücksprache mit einem Arzt oder Therapeuten kann EM-X Gold zur Unterstützung anderer Therapien getrunken werden.

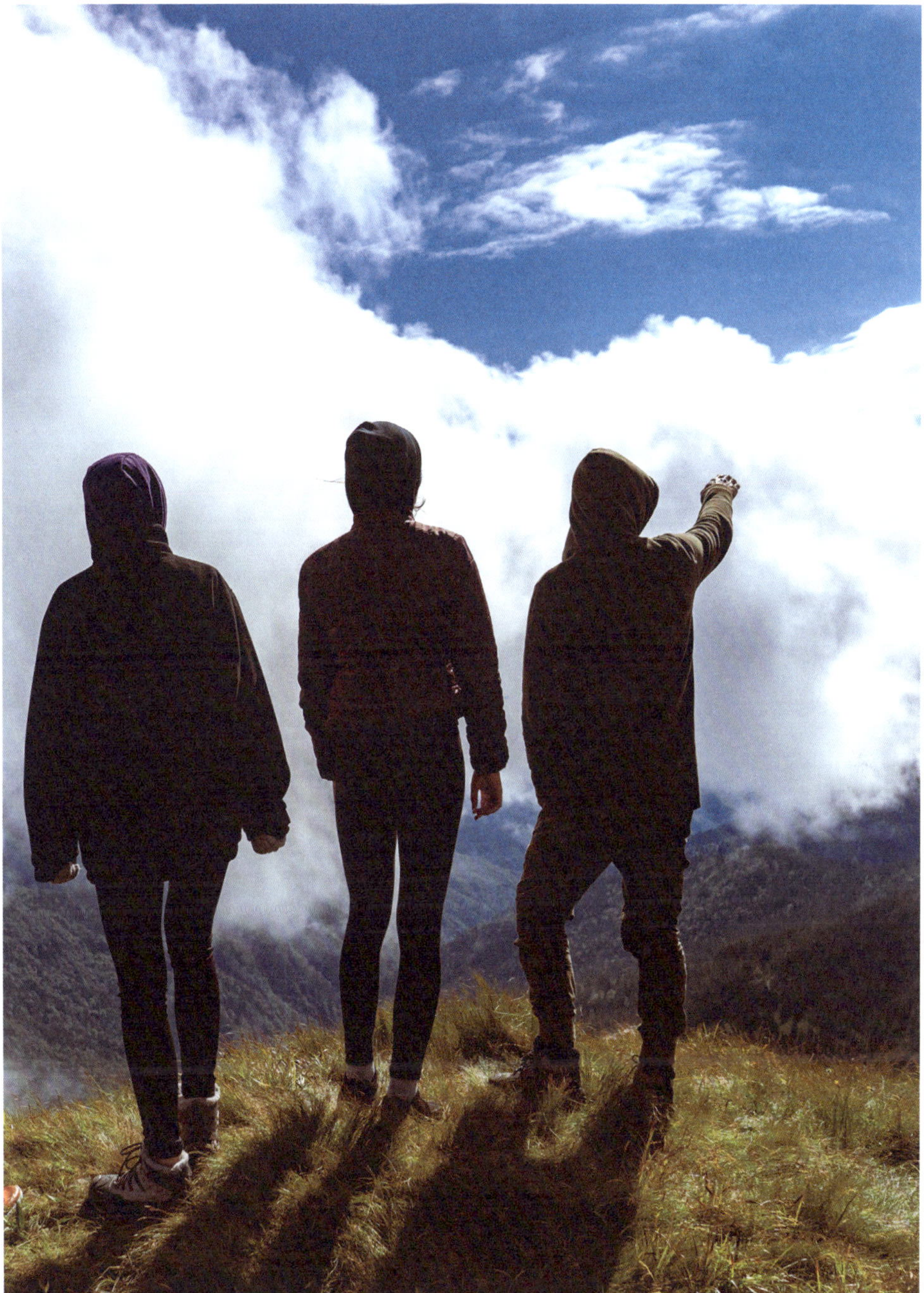

Teil 2

# Anwendung – Erfahrung – Bewertung

## 2.1 Absicht und Verlauf der Gespräche

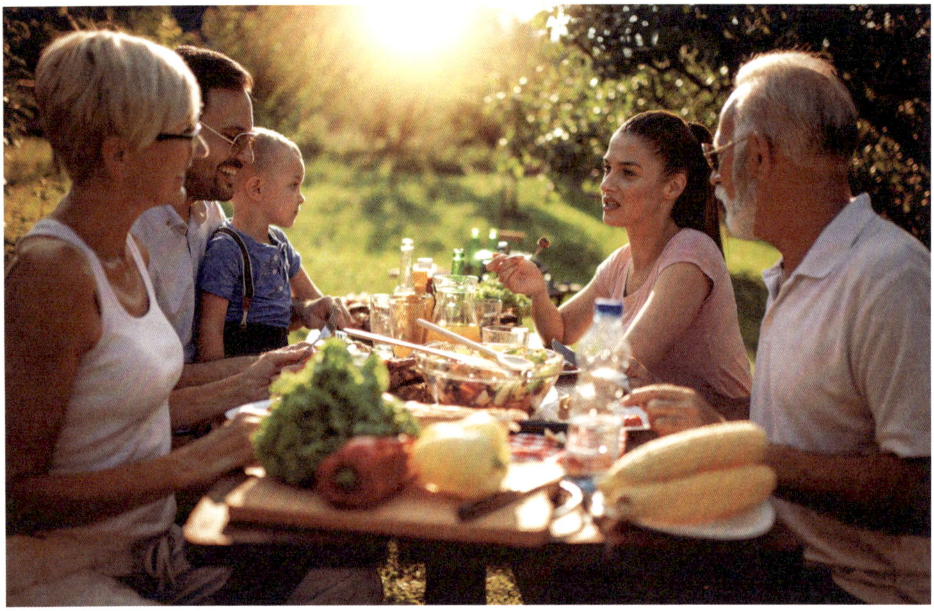

Nachdem wir nun wissen, wie EM-X Gold gewonnen wird, woraus es besteht und was es bewirken soll, wollen wir den „Worten auch Taten folgen lassen“. Im Laufe der Entstehung dieses Buches habe ich mit vielen überzeugten EM-X Gold Nutzern gesprochen, die ausnahmslos positive Erfahrungen mit EM-X Gold gemacht haben. Entweder durch die persönliche Einnahme, aber auch durch die Beobachtung der Einnahme bei Verwandten, wie zum Beispiel Eltern oder Kindern. Ab und zu wurde mir sogar berichtet, dass das EM-X Gold mit den erkrankten Haustieren geteilt wurde.

In meinen Augen sagt auch das einiges über die Überzeugung der Nutzer von EM-X Gold aus.

Die Gründe zur Einnahme von EM-X Gold sind vielseitig. Sie reichen von dem Wunsch nach einer Steigerung des allgemeinen Wohlbefindens über die Eindämmung rheumatischer Beschwerden oder Beschwerden der Parkinsonkrankheit bis zur Verbesserung des Immunsystems.

Die meisten der Befragten nehmen EM-X Gold jedoch begleitend zu ihrer Krebstherapie. Die Deutsche Krebsgesellschaft (DKB) zählt über vierzig verschiedene Krebsarten, deren Symptome Ihnen vielleicht nicht alle bekannt sind. Auch die anderen genannten Erkrankungen sind vielleicht nicht alle in ihrem genauen Ausmaß bekannt. Aus diesem Grund habe ich vielen der Nutzerberichte auch einen kurzen Überblick über die Krankheit selbst beigefügt.

Wenn eine Chemotherapie ansteht, löst das bei vielen Patienten und Patientinnen große Ängste und Unsicherheiten aus. Eine Chemotherapie greift nicht nur den Tumor an, sondern kann den ganzen Körper in Mitleidenschaft ziehen. Ich möchte anmerken, dass eine Chemotherapie heute aber viel besser verträglich ist als noch vor einigen Jahren. Gegen die befürchteten auftretenden Beschwerden lässt sich schon im Voraus einiges unternehmen. Es werden mittlerweile vorbeugend Medikamente verabreicht, welche Übelkeit erst gar nicht entstehen lassen. Sollte dennoch Übelkeit auftreten, können weitere Medikamente gegen die akuten Beschwerden eingenommen werden. Fühlen sich also einige der Befragten in diesem Buch nicht so schlecht wie erwartet, liegt das zum großen Teil auch an diesen begleitenden Medikamenten.

Müdigkeit und Erschöpfung sind weitere Nebenwirkungen, die kaum einem Patienten erspart bleiben. Das ist vor allem durch die Blutarmut begründet, die von der Chemotherapie ausgelöst werden kann. Hier kann auch körperliche Aktivität helfen. Patienten, die sich trotz der Krankheit bewegen, fühlen sich während der Therapie kraftvoller und wacher. Zusätzlich können Nerven der Hände und Füße durch die Chemotherapie geschädigt werden. Dies äußert sich durch Veränderungen der Sensibilität, ein vermindertes Tastempfinden oder ein Taubheitsgefühl. Bei diesen Symptomen empfehlen Ärzte vor allem Wärme.

All diese Vorkehrungen wurden natürlich auch den hier befragten Krebspatienten zuteil. Hinter jedem Erfahrungsbericht, sei er auch noch so erfreulich, steckt eine persönliche Leidensgeschichte. Ich bin sehr dankbar, dass so viele Menschen ihre Erfahrungen mit mir teilen wollten. Alle Anwender sind mir bekannt. Ich stand mit allen in persönlichem, telefonischem oder schriftlichem Kontakt. Ab und an habe ich die Berichte der kontaktierten Nutzer mit den direkten Erfahrungen von Dr. Tanaka verglichen. Es überzeugte mich sehr, wie sich seine Erfahrungen mit denen meiner befragten Nutzer ähnelten und dadurch bestätigten.

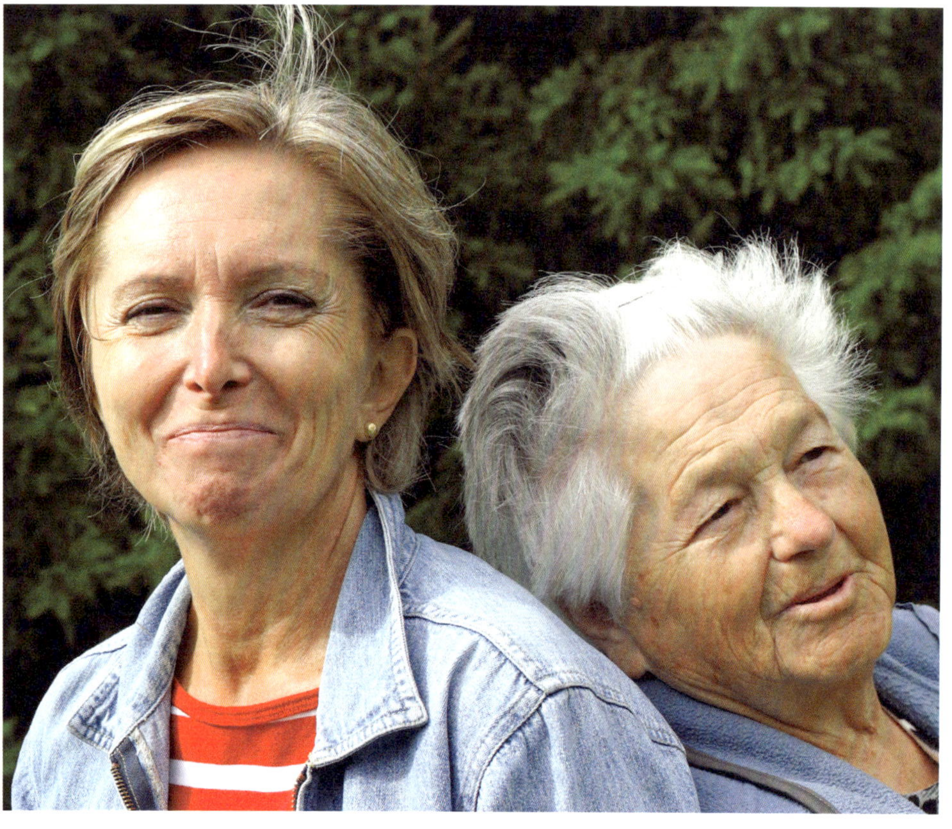

## 2.2 Erfahrungsberichte der EM-X Gold Nutzer

Die erste EM-X Gold Nutzerin, mit der ich sprach, war Frau Klein. Frau Klein führt mit ihrer Tochter eine Naturheilpraxis und konnte durch EM-X Gold mehrere positive Erfahrungen sammeln. Sie und ihre Familie nehmen es nicht nur selbst, Frau Klein empfiehlt es in der Praxis auch vielen ihrer Patienten und Patientinnen.

Viele der Nutzer kennen EM-X Gold durch die Lektüre von Prof. Higa oder Dr. Tanaka, andere Nutzer haben es auf Seminaren oder auch in ihrem persönlichen Umfeld kennengelernt. Frau Klein lernte EM-X Gold auf einem Seminar vor einem Jahr kennen und ist seitdem überzeugte Anwenderin. Sie selbst nehme nur eine kleine Dosis von zweimal zehn Millilitern täglich, empfinde dadurch aber bereits eine gesteigerte Vitalität. Das Wohlbefinden steige und laut ihrer Aussage „wird man einfach nicht mehr müde", egal wie lang der Tag, oder egal wie kurz die Nacht war. Nach einem ersten positiven Selbsttest empfahl sie EM-X Gold auch ihrer Tochter und deren Sohn. Frau Kleins Tochter leidet seit langem unter Eisenmangel, Frau Kleins Enkel ist Diabetiker.

Laut dem Institut für Vorsorge und moderne Vitalstoffmedizin leiden in Deutschland bis zu zehn Prozent der Frauen und immerhin zwei Prozent der Männer unter einem chronischen Eisenmangel. Durch die verringerte Anzahl an roten Blutkörperchen wird weniger frisches, sauerstoffreiches Blut in alle Teile des Körpers transportiert. Dadurch zeigen sich die typischen Symptome, die mit der Zeit immer stärker werden. Dazu gehören vor allem: Kopfschmerzen, Konzentrationsschwierigkeiten, Schwindelgefühle, Müdigkeit, Blässe, Kurzatmigkeit und Herzklopfen. Unter eben diesen Symptomen leidet auch Frau Kleins Tochter. Mit EM-X Gold habe sie diese Symptome jedoch reduzieren und erträglicher machen können. Durch eine Dosis von zweimal täglich zehn Millilitern EM-X Gold fühle sie sich nicht mehr müde und abgeschlagen und komme mit ihrer Erkrankung deutlich besser zurecht. Seit der ersten Einnahme nehme Frau Kleins Tochter EM-X Gold regelmäßig und habe es bisher nicht mehr abgesetzt.

Ihr Sohn leidet unter Diabetes. Diabetes bei Kindern ist meist ein Diabetes vom Typ 1. Er muss zeitlebens mit regelmäßigen Insulininjektionen behandelt werden. Die Diagnose Diabetes ist für die Betroffenen, vor allem für Kinder, oft besonders hart. Die Deutsche Diabeteshilfe spricht von gut 30.000 Kindern und Jugendlichen, die an Diabetes Typ 1 erkrankt sind. Aber auch Diabetes Typ 2 kann junge Menschen betreffen. Die Ansicht, dass nur alte Menschen betroffen sind, ist nicht richtig. Denn auch Menschen mit Diabetes Typ 2 werden immer jünger. Es wird geschätzt, dass allein in Deutschland 5.000 Kinder und Jugendliche vom sogenannten Alterszucker betroffen sind.

Wenn Kinder an Diabetes erkranken, ändert sich einiges im Leben der Kinder und Eltern. Sie müssen auf die Ernährung achten, regelmäßig den Blutzucker messen und Insulin spritzen. Die Therapie begleitet die betroffenen Kinder über den gesamten Tag, zu Hause, im Kindergarten oder in der Schule. Das klingt kompliziert und ist für viele betroffene Kinder nicht einfach zu akzeptieren. Auch Frau Kleins Enkel sei nach der Diagnose niedergeschlagen, launenhaft und unzufrieden gewesen. Das ist natürlich verständlich und nachvollziehbar, denn darüber hinaus sei seine Krankheit auch noch besonders schwer einstellbar. Nach der richtigen Medikation musste lange gesucht werden, ebenfalls eine große Belastung für Körper und Geist des Kindes.

Seit auch Frau Kleins Enkel, wie seine Mutter und Großmutter, zweimal täglich zehn Milliliter EM-X Gold einnehme, habe sich seine schlechte Stimmung aber stark verbessert. Frau Klein beschreibt ihn nun nicht mehr als launisch, sondern wieder als ausgeglichen, besonnen und gefasst. Er könne mit seiner Krankheit mittlerweile viel besser umgehen. Außerdem werde zu seiner Behandlung weniger Insulin benötigt als am Anfang der Behandlung.

Neben ihrer eigenen Familie empfiehlt Frau Klein EM-X Gold auch ihren Patientinnen und Patienten in der Naturheilpraxis. Sie berichtete mir von zwei Krebspatienten, die sich, dank EM-X Gold, „sehr gut“ fühlen und nun auch von EM-X Gold überzeugt seien. Eine weitere Patientin sei durch EM-X Gold nahezu von ihrer akuten Nesselsucht befreit worden, einer Krankheit, die ihr fast den Urlaub ruiniert hätte. Die Ursachen von einer akuten Nesselsucht sind sehr vielfältig. Mögliche Auslöser sind zum Beispiel Unverträglichkeiten gegenüber Nahrungsmitteln oder Medikamenten oder physikalische Reize wie Kälte oder Licht. Typische Symptome der Nesselsucht sind plötzlich auftretende Rötungen der Haut, die stark jucken, brennen und sogenannte Quaddeln bilden können. Diese Quaddeln können klein wie ein Stecknadelkopf sein oder sogar handflächengroß. Eine Krankheit, die einem also durchaus den Urlaub verderben kann. Nach der Einnahme von zweimal zwanzig Millilitern EM-X Gold täglich habe sich die Haut der Patientin aber wieder beruhigt.

Nach diesem breit gefächerten Bericht von Frau Klein komme ich nun zu Frau Scheffler. Mit Frau Scheffler führte ich ein sehr erfreuliches Gespräch am Telefon. Sie ist mittlerweile achtzig Jahre alt und für ihr Alter erstaunlich agil und energiegeladen. Das konnte ich sogar am Telefon gut heraushören. Frau Scheffler hörte vor rund zehn Jahren das erste Mal von EM-X Gold und machte sich auf die Suche nach einem Händler, den sie schließlich mit EMIKO fand. Seitdem sie dort das erste Mal EM-X Gold bestellte, nehme sie täglich einmal zwanzig Milliliter davon zu sich.

Frau Scheffler sagte mir, dass es sich ganz in ihren Tagesablauf eingefügt habe und EM-X Gold für sie mittlerweile genauso dazugehöre wie das tägliche Zähneputzen. Laut ihrer Aussage bekomme es ihr sehr gut. Frau Scheffler berichtete mir, dass sie, seitdem sie EM-X Gold nehme, einen viel besseren Allgemeinzustand habe. Das bedeutet, dass sie sich leistungsfähiger fühle und sogar das Gefühl habe, dass sich ihr Alterungsprozess verzögere. Seit sie EM-X Gold nimmt, ist sie weniger anfällig für Krankheiten und ihr Körper regeneriere sich danach schneller. Frau Scheffler nimmt EM-X Gold auch im Falle einer Erkältung oder eines Infektes zu sich und braucht

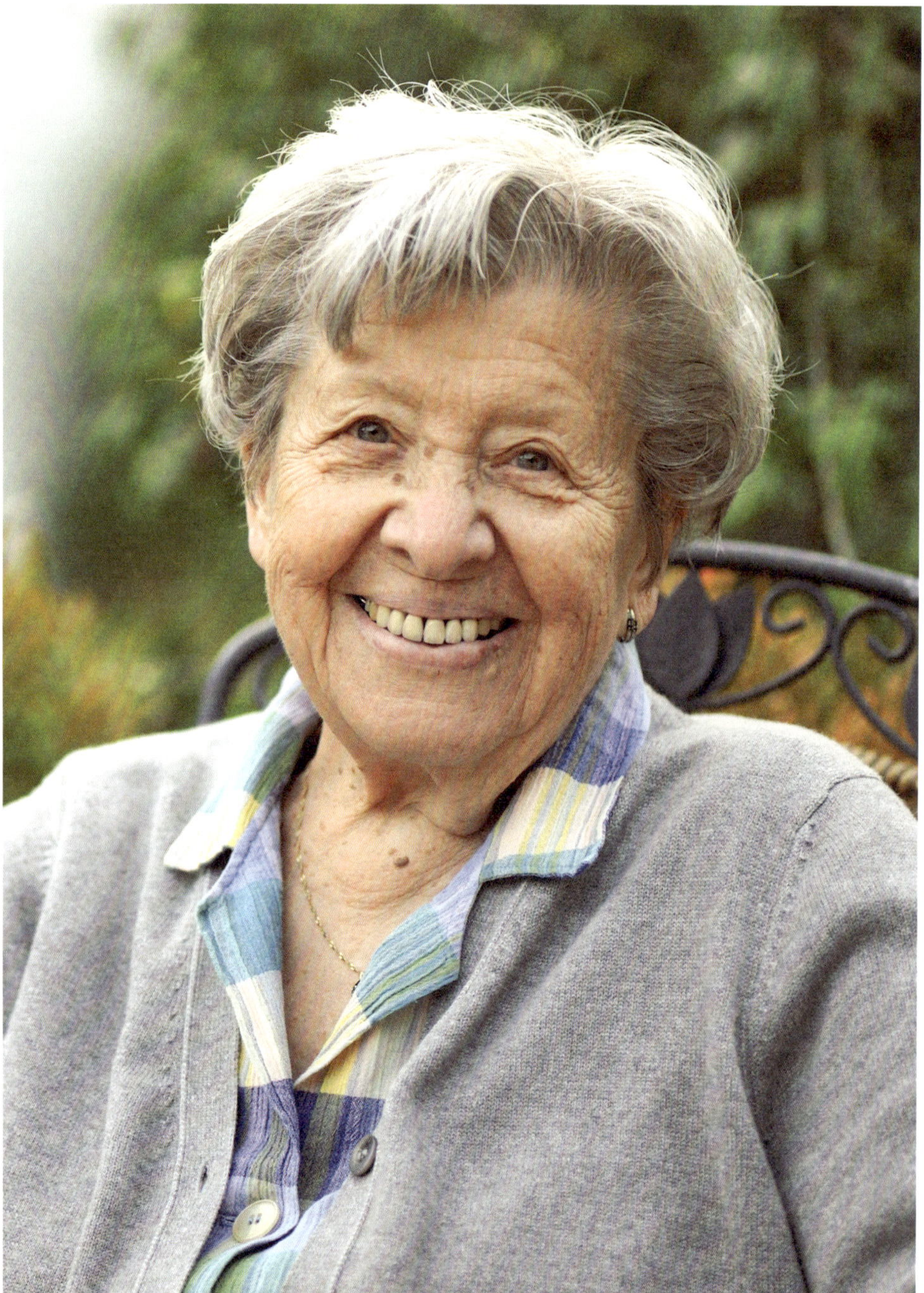

zusätzlich keine Tabletten mehr. Frau Scheffler und ich teilen die Meinung, dass ihr Gesundheitszustand für ihr Alter etwas ganz Besonderes ist.

Besonders oft höre ich, dass EM-X Gold zusätzlich zur herkömmlichen Krebstherapie eingenommen wird. Patienten berichten, dass durch das EM-X Gold ihre Chemotherapie, Strahlentherapie und auch die Operationen leichter zu verkraften seien und sich sogar das gesamte Krankheitsbild verbessert habe.

Die nächsten beiden Berichte hängen ein wenig zusammen, da sich die betroffenen Personen kennen. Es handelt es sich um Krebspatienten mit einem Pankreaskarzinom, also Krebs der Bauchspeicheldrüse, und mit Brustkrebs.

Frau Handke erkrankte vor acht Jahren an Brustkrebs. Ein Nachbar von ihr, der selbst unter Bauchspeicheldrüsenkrebs litt und hier leider nur ungern genannt werden möchte, empfahl ihr EM-X Gold, welches er ebenfalls zur Unterstützung seiner Krebstherapie einnahm. Laut des Krebsregisters des Robert-Koch-Instituts liegt die 5-Jahresüberlebensrate bei Bauchspeicheldrüsenkrebs für Männer bei niedrigen 6,4 Prozent, für Frauen bei 7,6 Prozent. Bauchspeicheldrüsenkrebs hat kaum wahrnehmbare Symptome. Bei der Entdeckung ist es also meistens schon zu spät für eine erfolgversprechende Behandlung. Die Heilungschancen des Pankreaskarzinoms hängen jedoch stark davon ab, wann der Tumor erkannt wird. Eine Operation mit vollständiger Entfernung des Tumors ist nur bei fünfzehn bis zwanzig Prozent der Patienten möglich. Die 5-Jahres-Überlebensrate beträgt dann noch zweiundzwanzig bis siebenunddreißig Prozent. Bei fortgeschrittenen Tumorstadien ist die Prognose schlechter, die 5-Jahres-Überlebensrate liegt dann zwischen 0,2 und 0,4 Prozent.

Frau Handkes Nachbar konnte nicht mehr operiert werden, der Tumor war nicht rechtzeitig entdeckt worden. Aber er ergänzte seine medikamentöse Behandlung mit EM-X Gold und nahm täglich zweimal dreißig Milliliter davon ein. Nach seiner Diagnose lebte der Mann weitere zehn Jahre. Frau Handke war nun selbst von EM-X Gold überzeugt.

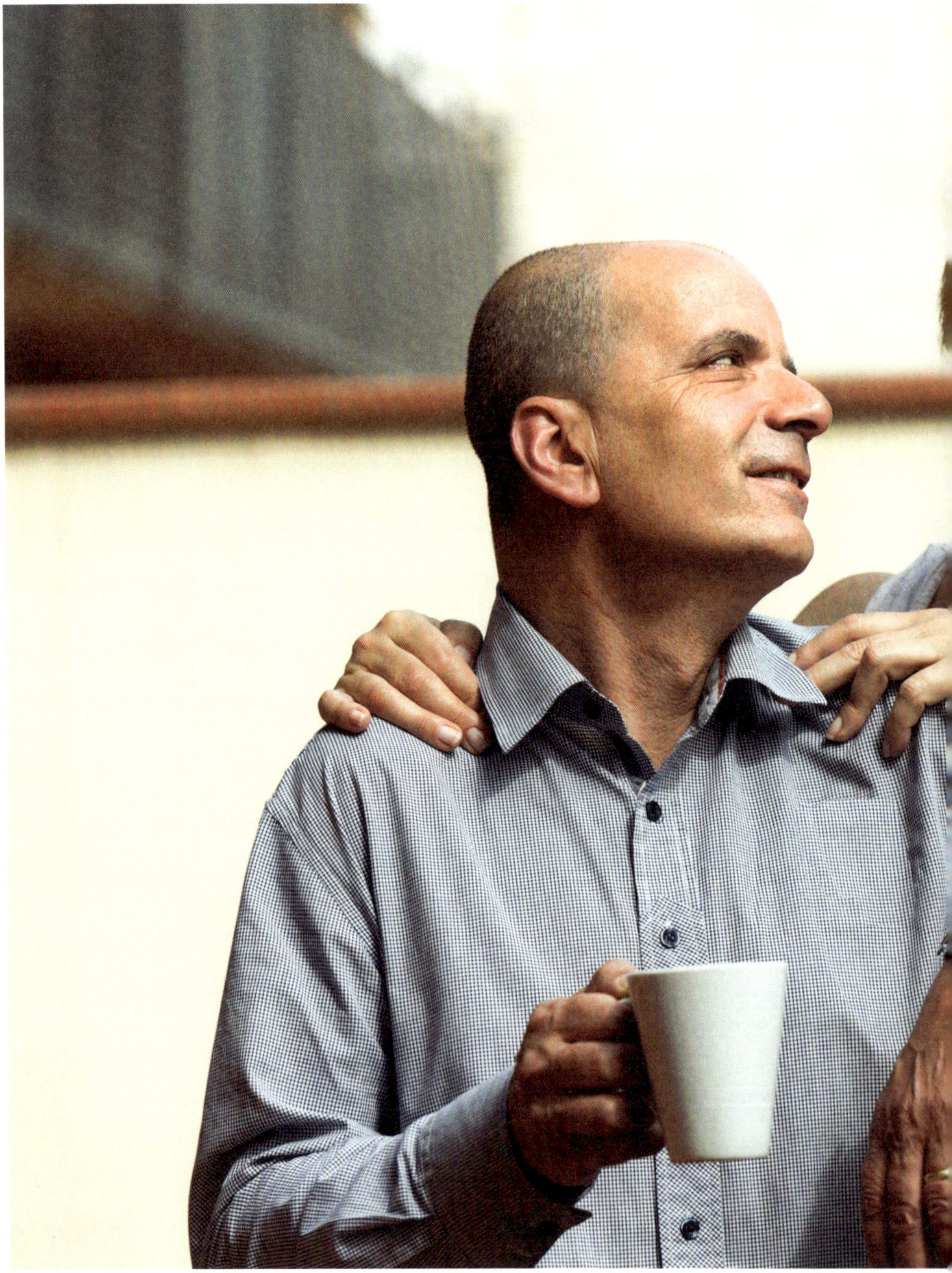

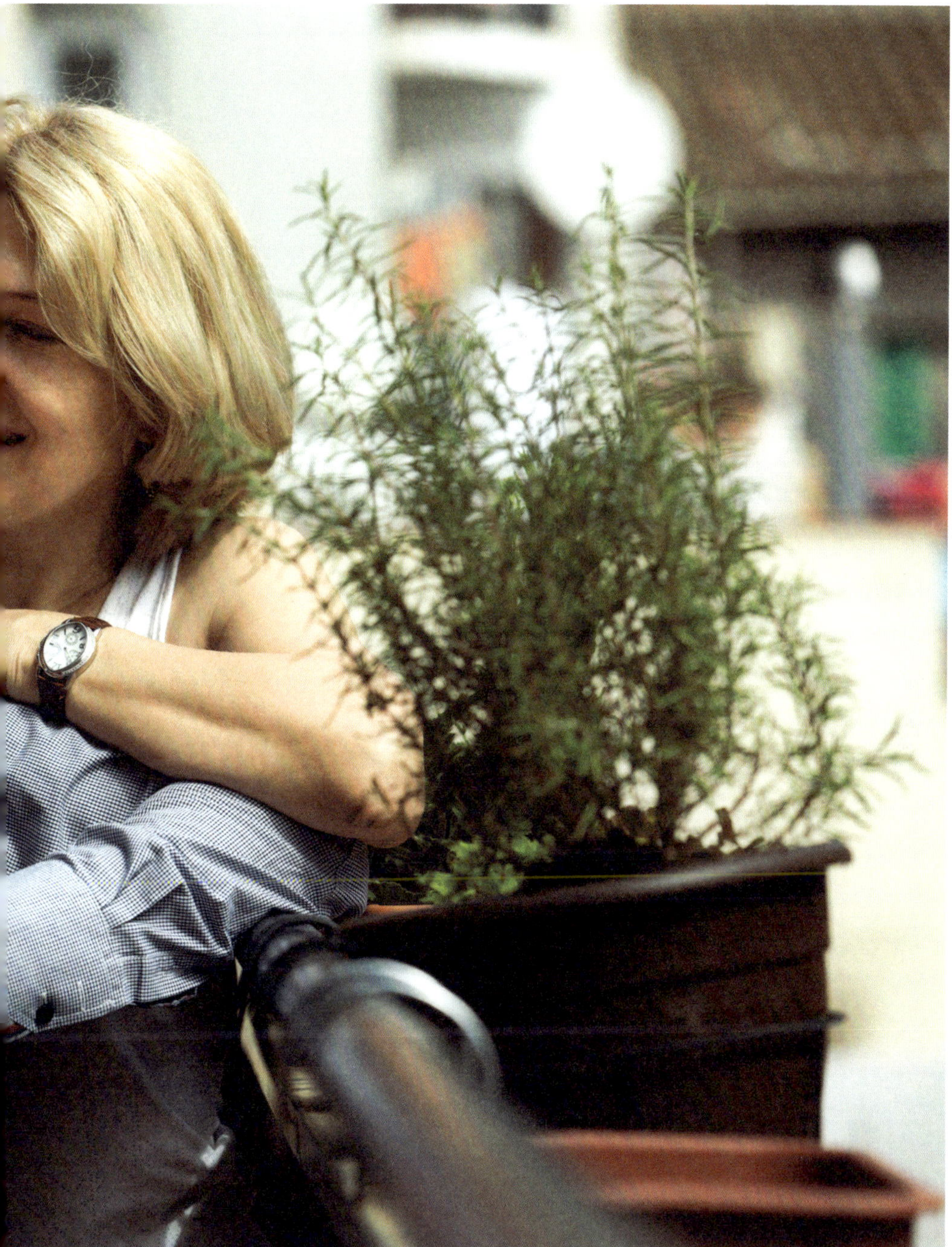

Dr. Tanaka berichtete in seinem Buch ebenfalls über einen Patienten mit einem Pankreaskarzinom. Ein siebenundsechzigjähriger Mann, der an einem Bauchspeicheldrüsenkarzinom erkrankt war, konsultierte Dr. Tanaka drei Monate, nachdem er über erste Magenschmerzen geklagt hatte. Dann wurde ihm Bauchspeicheldrüsenkrebs diagnostiziert. Seine Ärzte gaben ihm ab diesem Zeitpunkt noch zwei Monate zu leben. Der Krebs hatte sich auf umliegende Arterien ausgebreitet, was eine Operation bei ihm ebenfalls unmöglich machte. Der Patient wurde medikamentös behandelt, erklärte seinen Ärzten jedoch, dass er sich ohne die Einnahme von Medikamenten besser fühle, weshalb er die Behandlung eigenständig beendete. Tanaka wies den Patienten an, dreimal täglich hundert Milliliter des Vorgängerproduktes von EM-X Gold, EM-X, einzunehmen. EM-X Gold war zu diesem Zeitpunkt noch nicht auf dem Markt. Einen Monat später sanken die Tumormarker des Patienten. Der Patient arbeitete auch jetzt noch morgens bis abends und nahm gegen seine Schmerzen lediglich die üblichen Schmerzmittel ein. Tanaka reduzierte die tägliche Dosis auf achtzig Milliliter pro Gabe. Zum Zeitpunkt des Erscheinens von Tanakas Buch lebte der Patient weiterhin sein normales Leben und arbeitete auch noch. Das war sechs Monate nach der Diagnose. Dieser Fall ist ähnlich mit dem von Frau Handkes Nachbarn: ein Mann, der noch weit über seine prognostizierte Zeit hinaus lebte – und das, obwohl die Dosis von Dr. Tanakas Patient viel höher war.

Frau Handke nimmt selbst zweimal täglich vierzig Milliliter EM-X Gold, denn sie erkrankte an Brustkrebs und möchte mit EM-X Gold ihre Behandlung unterstützen.

Aktuell erkrankt eine von acht Frauen im Laufe ihres Lebens an Brustkrebs. Das Risiko steigt mit zunehmendem Alter. Jüngere Frauen sind nur selten betroffen, erst ab dem vierzigsten und besonders ab dem fünfzigsten Lebensjahr erhöht sich das Risiko. Bei Brustkrebs sind die eigentlichen Ursachen nicht bekannt, es gibt jedoch Faktoren, die das Risiko einer Erkrankung erhöhen können. Dazu gehört ein hormonelles Ungleichgewicht, Rauchen, eine fettreiche Ernährung, Vererbung, Alkoholkonsum, Übergewicht und Diabetes Typ II oder eine geringe körperliche Aktivität. Die Therapieformen sind vielfältig. Es gibt unter anderem Operationen des betroffenen Brustbereichs, Hormontherapien, Strahlentherapien, Chemotherapien oder molekularbiologische Therapien. Besonders während ihrer sechsunddreißig Bestrahlungen, die die Immunfunktion des Körpers stark beeinträchtigten, habe Frau Handke gefühlt, wie gut EM-X Gold ihren Körper unterstütze. Einer anfänglichen Hitze, ähnlich einem leichten Fieberschub, sei eine deutliche Verbesserung gefolgt, die sich in einem gestärkten Immunsystem und einem verbesserten Wohlbefinden geäußert habe. Die Bestrahlungen hat Frau Handke nun überstanden, trotzdem nehme sie weiterhin zweimal täglich zehn Milliliter EM-X Gold ein und empfehle es auch in ihrem Bekannten- und Freundeskreis weiter.

Als ich Herrn Vonderau anrief, war er so freundlich, seinen Mittagsschlaf für mich zu unterbrechen. Falls Sie, lieber Herr Vonderau, dieses Buch selbst eines Tages lesen sollten, möchte ich mich dafür noch einmal in aller Form bei Ihnen entschuldigen!

Trotz des ungünstigen Zeitpunktes meines Anrufes war Herr Vonderau aber gleich dazu bereit, mit mir zu sprechen und mir von seinen persönlichen Erfahrungen mit EM-X Gold zu berichten. Herr Vonderau litt unter einem Bauchspeicheldrüsenkarzinom. Erst als der Tumor so groß war, dass er die Produktion der Verdauungsenzyme behinderte und bereits auf andere Organe übergegriffen hatte, traten bei Herrn Vonderau erste Symptome auf. Es kam zu einer Gelbsucht, da der Tumor den Gallengang blockierte und die Galle nicht mehr abfließen konnte.

Bei einer Gelbsucht können sich außerdem Haut und Augen gelb färben, der Urin kann dunkel werden und am ganzen Körper kann ein unangenehmer Juckreiz auftreten. Weitere typische Symptome eines Bauchspeicheldrüsenkarzinoms sind Übelkeit, Erbrechen, Appetitverlust, Verdauungsstörungen, Gewichtsverlust oder Schmerzen im oberen oder mittleren Bauchbereich. Außerdem kommt es oft zu neu auftretender Diabetes mel-

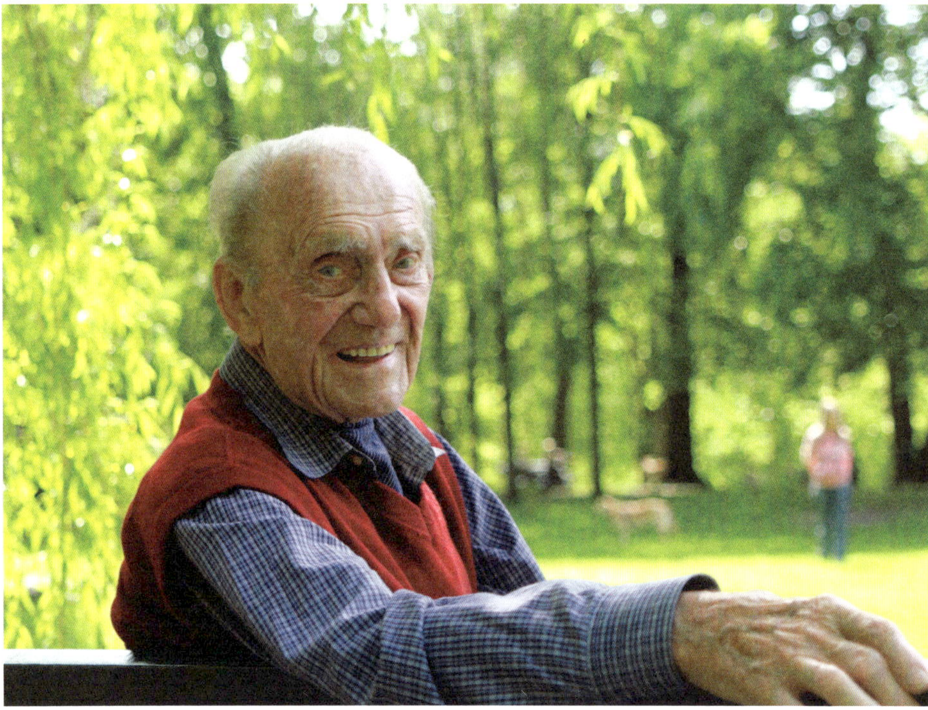

litus. Auch Rückenschmerzen sind nicht selten, da sich die Bauchspeicheldrüse unmittelbar vor der Wirbelsäule befindet. Manche Tumore können auch die Vene, die Blut von der Milz transportiert, blockieren. Die Folgen sind eine vergrößerte Milz und die Entstehung von Krampfadern in der Nähe von Magen und Speiseröhre. Darüber hinaus treten Hormonstörungen auf, wenn der Tumor aus hormonbildendem Gewebe besteht.

Bei der Diagnose Bauchspeicheldrüsenkrebs stehen verschiedene Behandlungsmethoden zur Auswahl: die operative Entfernung des Tumors, eine Chemotherapie, Strahlentherapie oder eine palliative Therapie, die nicht auf die Heilung einer Erkrankung abzielt, sondern in erster Linie darauf, die Symptome zu lindern. Die Lage und Ausbreitung des Tumors, der Allgemeinzustand des Patienten und die Bildung von Metastasen beeinflussen die Wahl der geeigneten Behandlungsmethode.

Herr Vonderau entschied sich aufgrund seines hohen Alters von über neunzig Jahren gegen eine Behandlung. Er nahm weder eine OP zur Entfernung des Tumors noch eine Chemo- oder Strahlentherapie in Anspruch. Obwohl sich Herr Vonderau gegen eine Behandlung entschied, wollte ihn seine Familie aber nicht völlig ohne Unterstützung lassen. Sein Cousin bestellte ihm EM-X Gold, wovon Herr Vonderau nun täglich morgens ein kleines Schnapsgläschen trinkt. Mittlerweile ist er fünfundneunzig Jahre alt. Sein Bauchspeicheldrüsenkarzinom quäle ihn nicht, sagt er. Noch dazu sei er für sein Alter fit und fahre sogar noch Auto.

Eine weitere EM-X Gold Nutzerin ist Frau Voss, fünfundsechzig Jahre alt. Sie begann im Jahr 2013 mit der Einnahme von EM-X Gold, weil sie ebenfalls an Brustkrebs erkrankt war.

Etwa die Hälfte aller Brusttumore treten bei Frauen im oberen äußeren Bereich der Brust auf, etwa fünfzehn Prozent im inneren oberen Bereich. Die linke Brust ist etwas häufiger betroffen als die rechte. Im frühen Stadium verursacht Brustkrebs in der Regel keine Beschwerden oder Schmerzen. Bei bereits fortgeschrittener Erkrankung können Symptome auftreten, die durch Metastasen ausgelöst werden, beispielsweise Gliederschmerzen, schwere Atmung oder Gewichtsverlust. Um den Tumor in der Brust wirksam zu bekämpfen, kann er mit verschiedenen Therapien angegriffen werden. Eine Operation ist meist unumgänglich, danach folgen weitere Therapien, die abhängig von der genauen Beschaffenheit des Tumors sind. Bei der Operation und Bestrahlung handelt es sich um lokale Therapien, während Behandlungen wie Chemotherapien und Antihormontherapien im gesamten Körper und damit auch gegen möglicherweise verstreute einzelne Tumorzellen und Metastasen wirken.

Frau Voss habe nach ihrer Operation zunächst zehn Milliliter täglich eingenommen, die Dosis später jedoch auf dreimal täglich sechzig Milliliter erhöht, da dies eine häufig empfohlene Dosis von Dr. Tanaka in seinem Buch sei. Sie orientierte sich also an dessen Empfehlungen und unterstützte ihre Krebstherapie mit EM-X Gold selbst. Die Krebstherapie habe sie nun erfreulicherweise sehr gut vertragen. Sie sei sehr erleichtert gewesen, dass die Therapien nicht die befürchtete Übelkeit ausgelöst hätten. Auch über Müdigkeit und Gliederschmerzen habe sie während der Behandlung nicht klagen müssen.

Dr. Tanaka beobachtete in einem ähnlichen Fall einen weiteren Vorteil von EM-X. Er behandelte eine Patientin ursprünglich wegen Brustkrebs, doch diese berichtete ihm drei Wochen nach Beginn ihrer ersten Einnahme, dass sie nicht nur ihre Krebstherapie verhältnismäßig gut vertrage, sondern dass das EM-X scheinbar auch einen positiven Einfluss auf ihre Haut habe. Sie führe diese „Verschönerung" auf das EM-X zurück.

Die Patientin hatte einige Fibrome auf der Haut, diese werden umgangssprachlich auch Stielwarzen genannt und kommen häufig vor, sind in der Regel aber harmlos und stören hauptsächlich die Optik. Bei den kleinen Hautausstülpungen handelt es sich um gutartige Wucherungen des Bindegewebes, die sich bevorzugt am Hals, in den Achselhöhlen oder an den Augenlidern bilden. Unter ebensolchen Fibromen litt Dr. Tanakas Patientin im Brustbereich. Sie berichtete Dr. Tanaka schließlich, dass die Gebilde auf ihrer Haut verschwunden seien, nachdem sie EM-X eine längere Zeit über getrunken habe. Dr. Tanaka erklärt, dass EM-X nicht nur bei Krebs, sondern auch bei gutartigen Tumoren und Geschwüren wirke. Patienten berichteten ihm häufig, dass nach der Einnahme von EM-X Fibrome verschwänden, Falten sich glätteten oder das Haar wieder dunkler werde. Fibrome seien in einem gewissen Sinne gutartige Tumore in der Haut.

Dr. Tanaka stellt in seinem Buch auch noch einige weitere Fälle von Brustkrebs vor, die alle meinen persönlichen Berichten ähneln und diese dadurch bestätigen. Einer neunundsechzigjährigen Patientin riet Tanaka zu dreimal siebzig Millilitern täglich. Die Frau hatte ein Krebsgeschwür an der Unterseite der rechten Brust und war bereits operiert worden. Lymphknoten waren nicht befallen. Drei Monate nach der Operation begann die

Patientin eine Strahlentherapie. Zusätzlich bekam sie ein Hormonpräparat. Nicht bei allen Patientinnen wirken diese Hormonpräparate; ob die Therapie anschlägt, kann nur nach der Einnahme durch einen Bluttest festgestellt werden. Weitere drei Monate später zeigten Untersuchungen in Brust und Bauchbereich keine Befunde. Auch alle Tumormarker waren im grünen Bereich. Ein halbes Jahr nach Beginn der EM-X-Einnahme berichtete die Patientin von folgenden Verbesserungen: weniger Müdigkeit und Abgeschlagenheit, mehr Gefühl in Finger- und Zehenspitzen, mehr Appetit und Gewichtszunahme. Weiterhin nahm die Patientin dreimal sechzig Milliliter EM-X täglich ein.

Eine weitere Patientin war erst vierzig Jahre alt. Bei dieser Frau wurde Brustkrebs diagnostiziert, sie hatte ein Geschwulst von 1,5 cm Durchmesser. Fünf Tage nach der Diagnose konsultierte sie Dr. Tanaka, welcher ihr dreimal täglich siebzig Milliliter EM-X verordnete. Eine Woche nach Anwendung hatte sich der Tumor leicht vergrößert, was die Patientin zunächst verunsicherte. Nach so einer kurzen Zeit könne EM-X allerdings noch keine Wirkung zeigen, weshalb Dr. Tanaka ihr versicherte, dass es wichtig sei, EM-X weiterhin einzunehmen und die Behandlung nicht frühzeitig zu beenden. Einen Monat nach ihrer Diagnose wurde die Patientin brusterhaltend operiert. Metastasen hatte sie nicht, während der Operation hatte sie aber viel Blut verloren und litt unter einer Anämie. Kurz darauf begann auch diese Patientin mit einer Hormontherapie. Tanaka reduzierte die EM-X Dosis auf sechzig Milliliter pro Gabe. Ein halbes Jahr nach der Operation blieben Computertomographie und Blutuntersuchung ohne Befund. Die Dosis von EM-X wurde ein weiteres Mal auf dreißig Milliliter pro Gabe reduziert. Ein Jahr nach der Operation blieben weitere Untersuchungen ebenfalls ohne Befund, die Patientin blieb bei ihrer täglichen Dosis und steht weiterhin unter Beobachtung. Das ist wichtig, denn bei Brustkrebs besteht die Gefahr einer erneuten Erkrankung noch achtzehn Jahre lang. Die meisten Krebsarten gelten als besiegt, wenn sie nicht nach fünf Jahren wieder auftreten. Dr. Tanaka rät daher besonders Brustkrebspatientinnen EM-X oder EM-X Gold noch über einen langen weiteren Zeitraum einzunehmen.

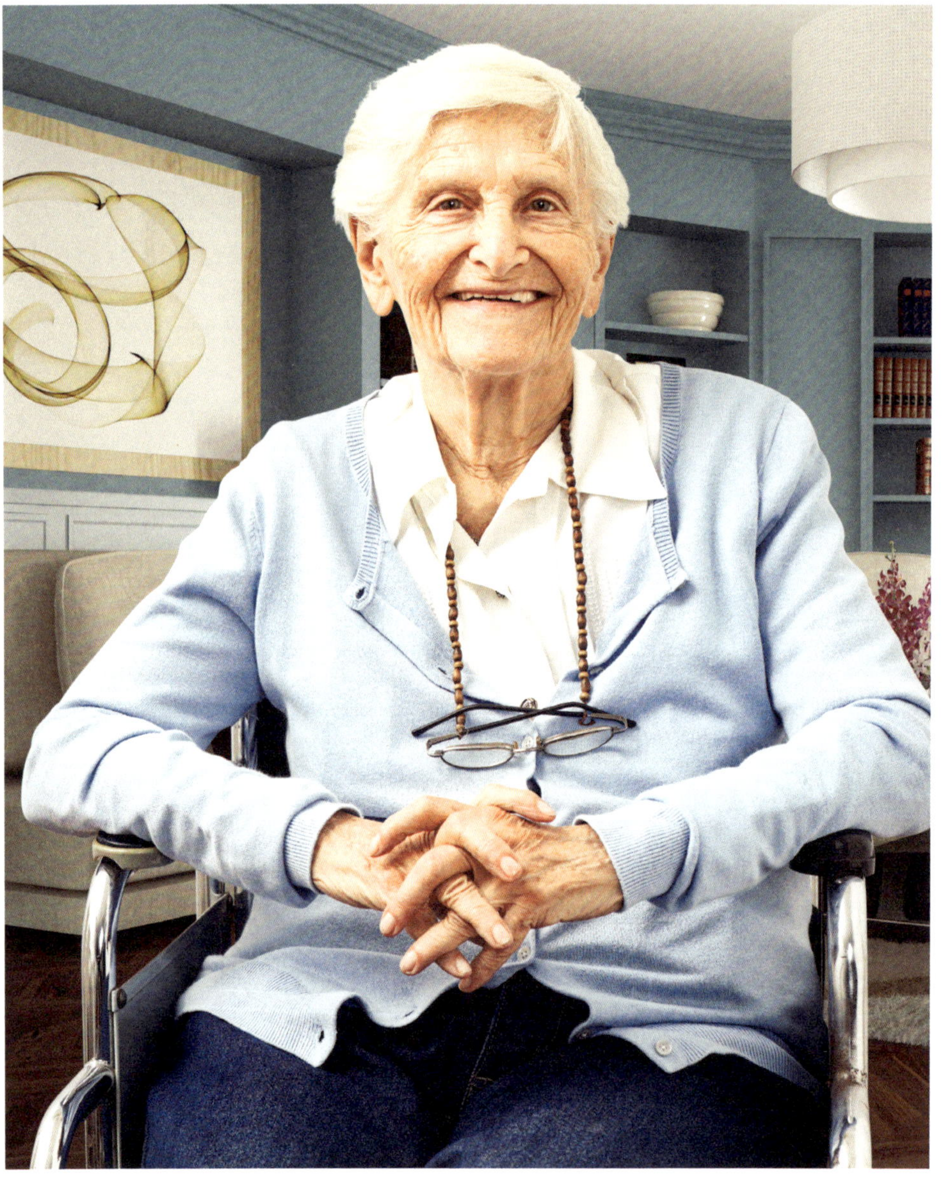

Herr Volkmann, selbst nicht erkrankt, aber mit vielen guten Erfahrungen im engsten Familienkreis, berichtete mir über die positiven Wirkungen, die EM-X Gold bei seinen Eltern gezeigt habe. Seine Mutter erkrankte 2016 am sogenannten Multiplen Myelom. Diese Krebsart, auch Morbus Kahler genannt, ist recht selten, gehört aber zu den häufigsten Tumoren, die Knochen und Knochenmark betreffen. Die DKB verzeichnet pro Jahr etwa sechs bis acht Neuerkrankungen pro 100.000 Einwohner. Erkrankte Männer sind im Schnitt einundsiebzig Jahre alt, erkrankte Frauen dreiundsiebzig. Bei einem Multiplen Myelom treten in aller Regel mehrere Tumorherde im Knochenmark auf; sollte ein einzelner Tumor auftreten, spricht man hingegen von einem Plasmozytom.

Was passiert nun im Körper, wenn ein Multiples Myelom diagnostiziert wurde? Die Plasmazellen, die zu den weißen Blutzellen gehören, sind im Knochenmark und in anderen Körpergeweben zu finden. Sie produzieren Antikörper, die bei der Immunabwehr eine entscheidende Rolle spielen. Kommt es nun zur Entartung einer dieser Plasmazellen und vermehrt sie sich, entstehen bösartige Wucherungen. Die Myelomzellen produzieren nun Antikörper im Übermaß. Diese unkontrollierte Vermehrung der Myelomzellen kann die dort befindlichen blutbildenden Zellen verdrängen. Dadurch kann es zu Blutarmut und einer Schwächung des Immunsystems kommen. Die Myelomzellen beeinflussen außerdem den normalen Knochenstoffwechsel, was zu Knochenauflösungen und Knochenbrüchen führen kann. Für die Behandlung stehen verschiedene Therapien zur Verfügung. Dazu zählen die bekannte Chemotherapie, Stammzelltransplantation oder eine Strahlentherapie.

Nach Frau Volkmanns Diagnose wurde sie mit einer klassischen Chemotherapie behandelt. Hinzu kam die Bestrahlung. Beides gehört zur Standardbehandlung des Multiplen Myeloms. Doch die Chemotherapie schädigt nicht nur den Krebs, sondern auch das gesunde Gewebe des Körpers. Oft kommt es zu Begleiterscheinungen wie Übelkeit und Erbrechen, Erschöpfung, Schleimhautentzündungen, Haarausfall und Schmerzen am ganzen Körper.

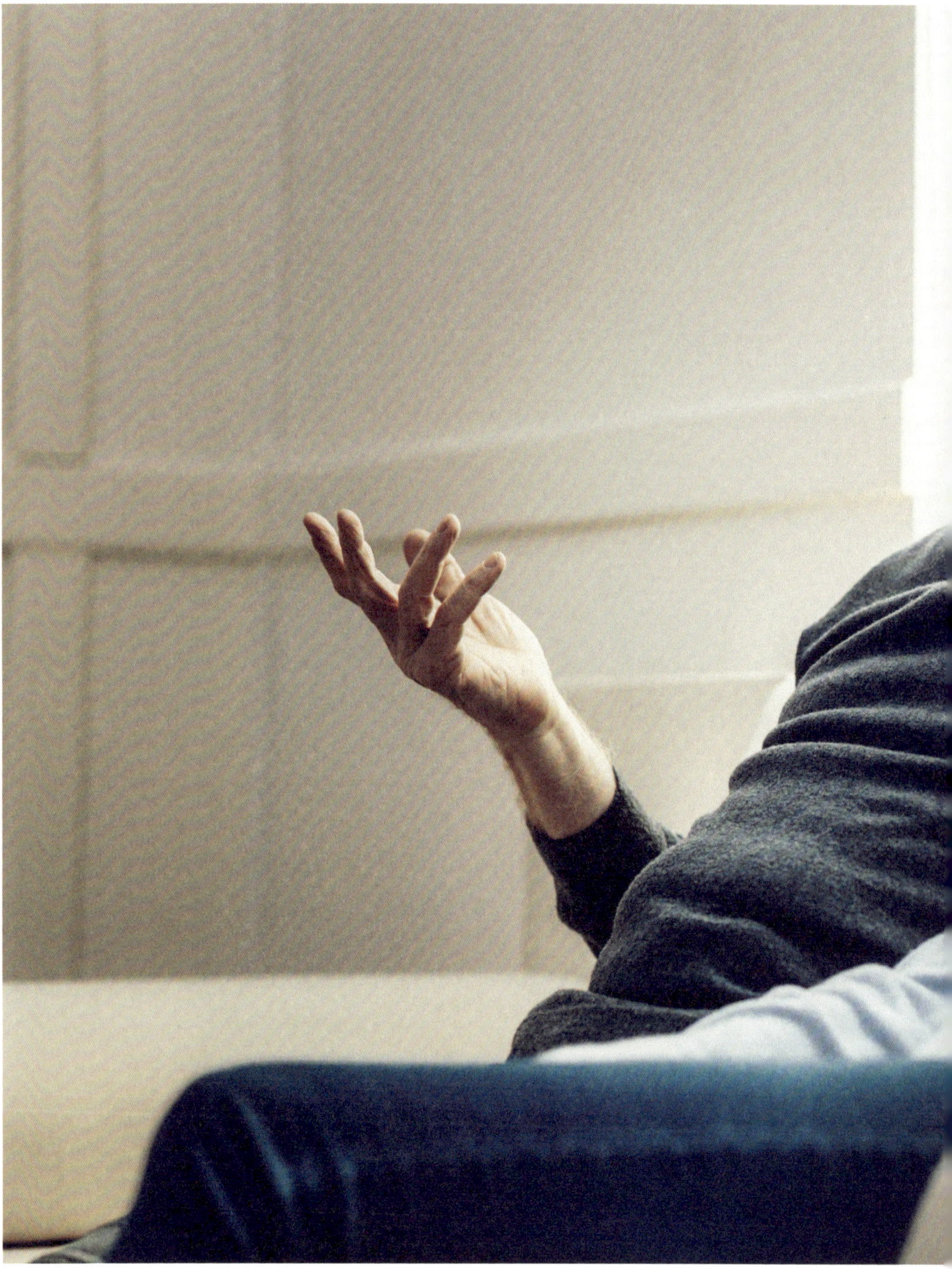

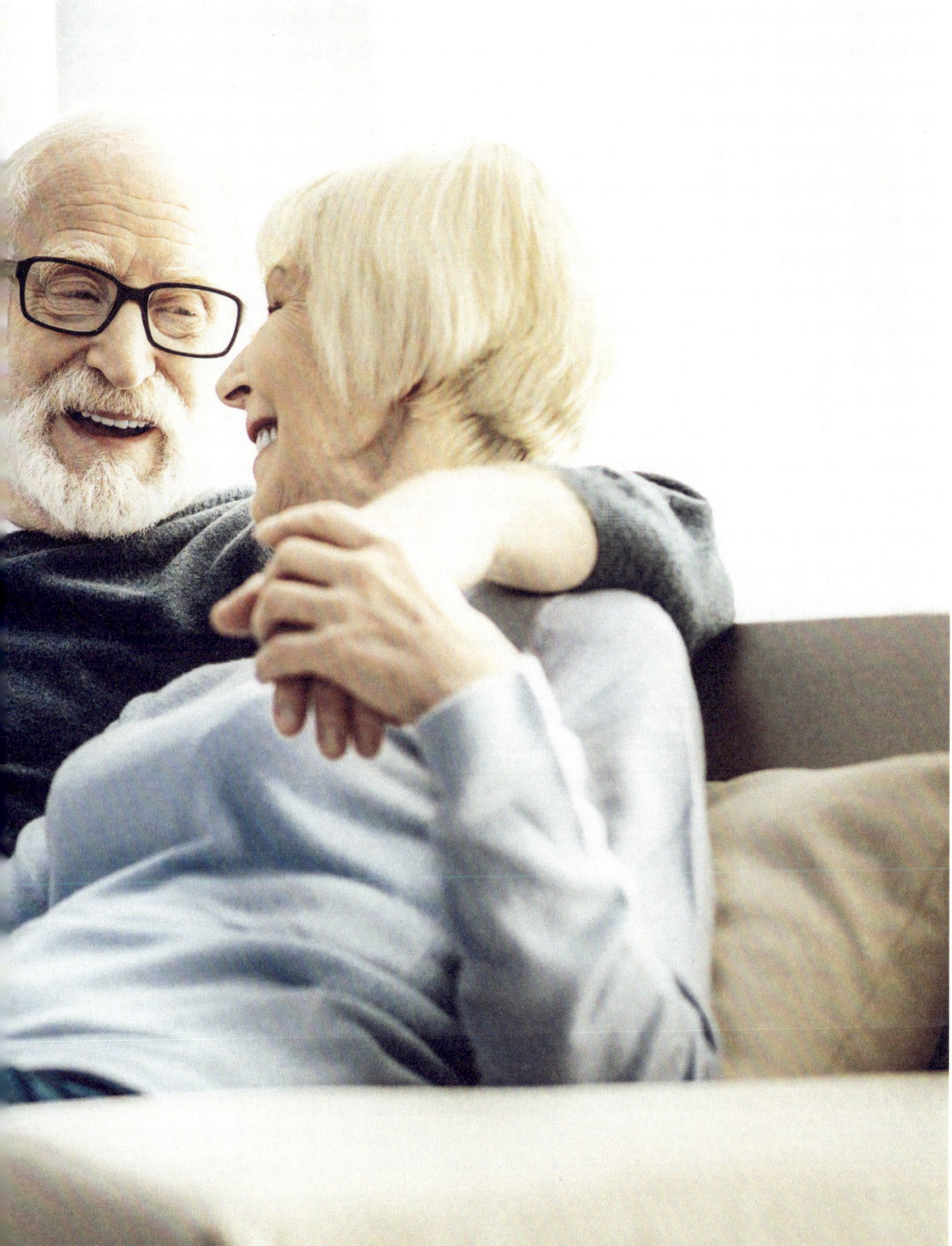

Frau Volkmann litt an jeder dieser Nebenwirkungen, bis ihr Sohn auf EM-X Gold stieß und sie dazu ermutigte, es damit zu probieren. Während der Behandlung und bis heute nimmt Frau Volkmann nun zweimal täglich 30 ml EM-X Gold ein und sagt, dass die Nebenwirkungen der Behandlung deutlich abgeschwächt seien. Frau Volkmann und ihr Sohn hoffen sogar, dass mit EM-X Gold nicht nur die Nebenwirkungen abgeschwächt werden konnten, sondern auch der Krebs endgültig besiegt wird. Ihr Vertrauen in EM-X Gold ist hoch, weshalb sie überlegen, die tägliche Dosis zu erhöhen.

Auch Herr Volkmanns Vater nimmt täglich EM-X Gold ein. Er leidet unter sogenanntem Weißen Hautkrebs, einem Basalzellkarzinom, welches nur selten Metastasen bildet und deshalb als „halb-bösartig" bezeichnet wird. Ein Basalzellkarzinom ist zu fünfundneunzig Prozent heilbar. Zusätzlich leidet Herr Volkmann unter allgemeinen Durchblutungsproblemen. EM-X Gold nimmt er deshalb eher vorbeugend. Doch auch er ist von der Wirkung überzeugt, sei es die präventive oder auch die bei einer bereits ausgebrochenen Erkrankung.

EM-X Gold wird meistens gezielt gegen vielerlei Beschwerden eingesetzt. Darüber hinaus kann es aber auch positive Nebeneffekte haben, die zunächst gar nicht zu erwarten waren. Das haben wir schon erfahren, als es um die verschwundenen Fibrome ging. Umso erfreulicher sind dann die Überraschungen, wie sie die im Folgenden geschilderte Patientin erlebte.

Zunächst zur Vorgeschichte der Erkrankung: Vor rund zehn Jahren verschleppte Frau Schepers eine Grippe und lag in Folge dessen mit einer schweren Lungenentzündung mehrere Wochen lang auf der Intensivstation des Städtischen Klinikums. Ihr Herz wurde währenddessen so stark belastet, dass nur noch eine Herztätigkeit von acht Prozent festgestellt werden konnte. Während der ersten Tage auf der Intensivstation kam dazu noch ein leichter Schlaganfall, der aber rechtzeitig erkannt wurde und deshalb glücklicherweise ohne große negative Auswirkungen blieb. Frau Schepers litt nach dem Schlaganfall unter einem leicht tauben Gefühl im Gesicht, hatte aber keine zusätzlichen Lähmungen. Ihre Herzleistung konnte mit Hilfe der Ärzte auf fünfunddreißig Prozent gesteigert werden.

Nachdem Frau Schepers die Intensivstation verlassen konnte, machte sie eine Reha und wurde noch ein halbes Jahr von ihrem Hausarzt krankgeschrieben. Sie spürte, dass ihr die verordneten Medikamente nicht gut taten. Eine Kortisonbehandlung, zu der ihr dringend geraten wurde, lehnte sie deshalb auf eigene Verantwortung ab. Ein Arzt, bei dem sie sich schließlich gut aufgehoben fühlte, unterstützte ihr Bestreben, alle Medikamente nach und nach abzusetzen. Durch tägliche lange Spaziergänge habe Frau Schepers dann auch ihre Herzleistung weiter steigern können.

Frau Schepers besitzt ein Pferd und wurde durch einen Bekannten am Pferdehof auf EM-X Gold aufmerksam gemacht. Der Bekannte empfahl eine Gabe von fünf Millilitern EM-X Gold, zweimal am Tag – eine sehr geringe Dosis. Später steigerte Frau Schepers die Dosierung auf circa zwanzig bis fünfundzwanzig Milliliter pro Tag, da sie merkte, dass ihr schon die kleine Dosis sehr guttat. Sie habe sich nach der Anwendung viel besser gefühlt und auch ihre Herzleistung habe sich wieder auf volle einhundert Prozent gesteigert. Ihre behandelnden Ärzte waren mehr als verwundert, freuten sich aber selbstverständlich mit ihr über den Erfolg, den Frau Schepers EM-X Gold zuschreibt. Frau Schepers nimmt EM-X Gold bis heute, allerdings nur noch zehn bis fünfzehn Milliliter einmal täglich. Die positiven Nebenwirkungen, die ich oben schon angesprochen habe, sind nun Folgende: Regelschmerzen oder Wechseljahresbeschwerden habe Frau Schepers seit der Anwendung nie wieder gehabt, und obwohl sie siebenundvierzig Jahre alt sei, habe sie noch kein einziges graues Haar bei sich entdecken können. Auch die ergrauten Haare ihrer Mutter, die neunundsiebzig Jahre alt ist und EM-X Gold einnehme, seien während der Anwendung wieder dunkler geworden. Außerdem werde das Rheuma der Mutter von Frau Schepers mit EM-X Gold behandelt, dabei seien ihre Hände komplett entzündungsfrei geworden. Frau Schepers empfiehlt EM-X Gold auch bei allen Stoffwechselkrankheiten; sie behandelt damit sogar ihre Haustiere.

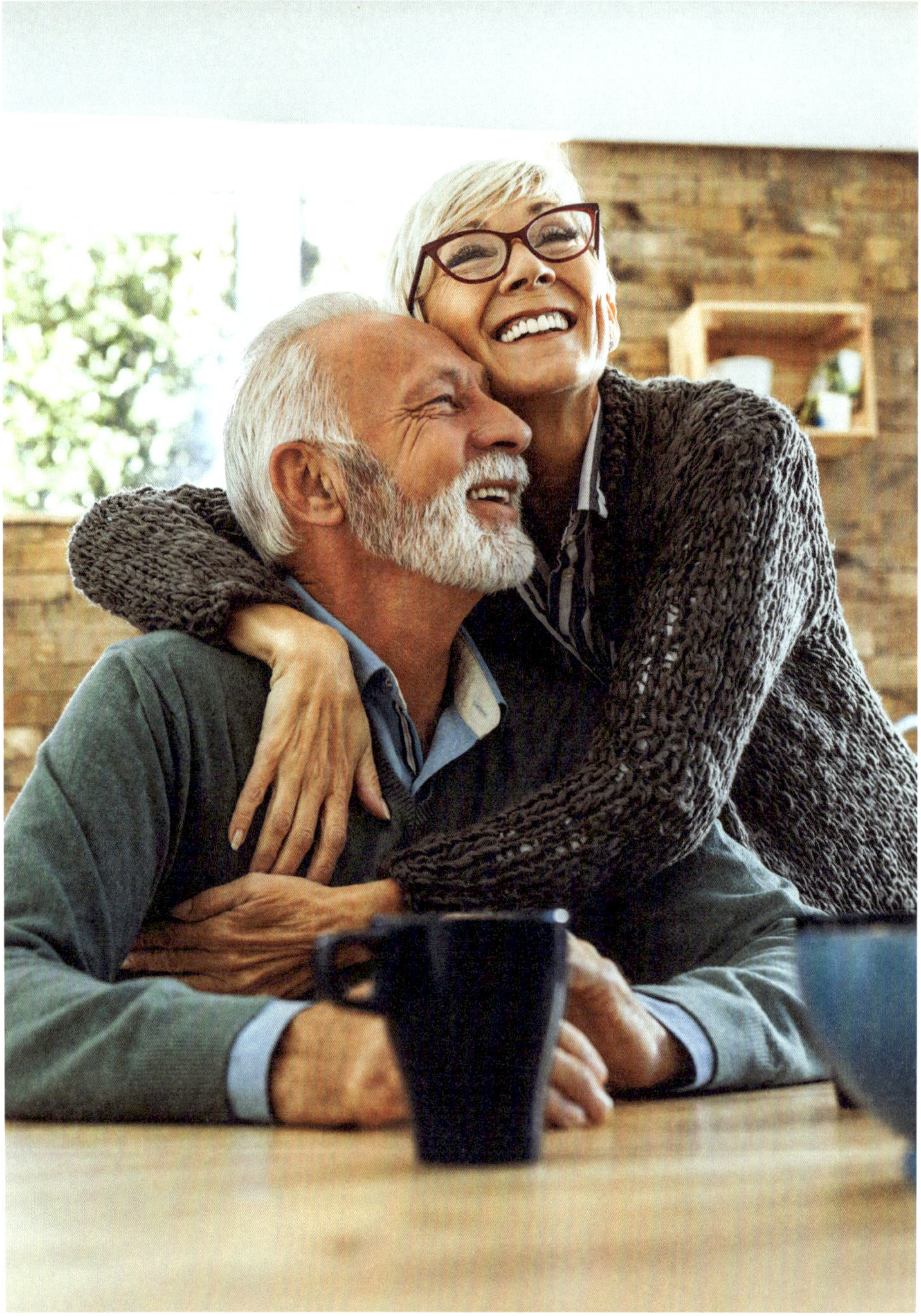

Herr und Frau Bartsch sind zwar beide bereits über achtzig Jahre alt, doch ich konnte Herrn Bartschs Vitalität am Telefon noch deutlich heraushören. Herr Bartsch hörte vor mehreren Jahren das erste Mal über seinen Nachbarn von EM-X Gold. Sein Nachbar arbeite in seinem Haus und Garten viel mit EM-Produkten, sei dabei irgendwann auch auf EM-X Gold gestoßen und habe es in der Nachbarschaft gleich weiterempfohlen. So begann Herr Bartsch damit, täglich eine Dosis von dreißig Millilitern EM-X Gold in seinen morgendlichen Tee zu geben.

Zunächst ging es ihm darum, sein Rheuma besser in den Griff zu kriegen. Rheuma, eine Krankheit, die fünfundzwanzig Prozent der deutschen erwachsenen Bevölkerung betrifft. Hinter dem Begriff Rheuma verbergen sich über einhundert Erkrankungen, welche sich in vier Hauptgruppen einteilen lassen. Die größte Gruppe beinhaltet die entzündlich-rheumatischen Erkrankungen. Eine der häufigsten Formen in dieser Gruppe ist die rheumatoide Arthritis, eine Gelenkentzündung, die chronisch ist und unter der auch Herr Bartsch leidet. Die Erkrankung beginnt meist schleichend. Anfangs sind oftmals die kleinen Finger- und Zehengelenke betroffen. Sie fühlen sich überhitzt an, schwellen an, schmerzen und sind steif. Weitere rheumatische Erkrankungen sind die degenerativ-rheumatischen Erkrankungen, bei denen Gelenkknorpel oder Wirbelsäule beschädigt oder krankhaft verändert sind. Deren Hauptursache sind Arthrosen, also Abnutzungserscheinungen. Zu den rheumatischen Erkrankungen zählen außerdem chronische Schmerzsyndrome des Bewegungsapparates. In diese Gruppe fällt der chronische Rückenschmerz, der zu den häufigsten Behandlungsanlässen führt und mit dem Alter zunimmt. Auch der berühmte Tennis-Ellbogen oder das Karpaltunnelsyndrom gehören in diese Gruppe. Weichteilgewebe und Muskeln, Sehnenansätze und Sehnenscheiden sowie die Schleimbeutel sind gereizt und schmerzen, meist bedingt durch Überlastung. Zuletzt zu nennen sind Stoffwechselerkrankungen mit rheumatischen Beschwerden. Hierzu zählt die Osteoporose, eine Krankheit, die die Folge entzündlichen Rheumas sein kann. Bei der Osteoporose, auch

Knochenschwund genannt, ist der Knochenstoffwechsel gestört, was dazu führt, dass die Knochen sehr anfällig für Brüche werden.

Wie man sieht, ist Rheuma sehr vielseitig und beinhaltet verschiedenste Krankheitsbilder. Herr Bartsch konnte mir berichten, dass EM-X Gold ihm im Falle der rheumatoiden Arthritis sehr geholfen habe. Seine Basismedikamente wurden abgesetzt und er nehme nur noch eine verhältnismäßig geringe Dosis von 2,5 Milligramm Kortison. Seine Hand, die auf dem Höhepunkt der Krankheit nicht mehr beweglich war, ließ sich jetzt wieder problemlos benutzen. Angetan von den guten Erfahrungen versuchte Herr Bartsch, EM-X Gold auch in weiteren Anwendungsgebieten auszuprobieren. Mittlerweile benutze er es auch bei wiederkehrenden Entzündungen im Mund und in der Nase. Auch eine hartnäckige Bindehautentzündung sei mit EM-X Gold in den Griff gebracht worden.

Beim fünfundsiebzigjährigen Herrn Schneider aus Hessen wurde ein Krebs diagnostiziert, der gleich mehrere Organe betraf. Es begann mit starken Schluckbeschwerden, die nach einer Untersuchung auf einen Knoten hinter der Speiseröhre zurückgeführt werden konnten. Dieser Knoten vergrößerte sich schnell und stark. Während der folgenden Untersuchungen fanden die Ärzte weitere Krebsgeschwüre. Der Krebs hatte Metastasen in der linken Nebenniere gebildet, die sich bis zur Wirbelsäule ausbreiteten und operativ nicht zu entfernen waren. Die Ärzte begannen also mit der üblichen Chemotherapie und einer Strahlenbehandlung. Glücklicherweise konnte das den Krebs eindämmen.

Während der gesamten Behandlung nahm Herr Schneider zwei Flaschen EM-X Gold monatlich zu sich. Nach einigen Wochen habe er feststellen können, dass er viel weniger Haare verlor, als dies durch die Chemotherapie eigentlich zu erwarten war. Für Herrn Schneider stellte das eine große Erleichterung dar, sei der Erhalt der Haare doch ein wichtiger Teil seines Wohlbefindens. Darüber hinaus habe er sich weniger geschwächt und müde von den konventionellen Therapien gefühlt.

Bis heute trinken Herr Schneider und auch seine Frau zwanzig Milliliter EM-X Gold täglich, da sie beide von einer vitalisierenden Wirkung überzeugt sind. Eine weitere Entdeckung machte Herr Schneider nach einer Knochenmarkbiopsie. Höchstwahrscheinlich durch die örtliche Betäubung wurde bei ihm eine allergische Reaktion ausgelöst, die zu einem Hautausschlag an der Einstichstelle führte. Der Verdacht, dass diese Reaktion durch das Betäubungsmittel ausgelöst wurde, kam auf, als nach einer zahnärztlichen Behandlung mit Betäubung die gleichen Symptome am Kopf auftraten. Herr Schneider ist der Ansicht, dass EM-X Gold auch in diesen beiden Fällen helfen konnte, denn der Hautausschlag sei bereits nach einem Tag verschwunden gewesen. Das quälende Jucken hörte bereits direkt nach der Einnahme von EM-X Gold auf.

Bei einer anderen EM-X Gold Nutzerin, der zweiundsechzigjährigen Frau Maritz, wurde Leberkrebs festgestellt, im Zuge einer Vorsorgeuntersuchung mehrere Krebsgeschwüre entdeckt, die entsprechend behandelt wurden.

Leberkrebs verursacht zu Beginn seines Wachstums nur selten Beschwerden, oft bemerken der Patient oder die Patientin gar nicht, dass die Leber betroffen ist. Die ersten Anzeichen für einen Leberkrebs treten in der Regel erst im fortgeschrittenen Stadium der Krankheit auf und werden meistens nicht gleich richtig zugeordnet. Dann kann es für eine vollständige Heilung bereits zu spät sein. Zu den bekannten Symptomen gehören Druckschmerz im Oberbauch, eine Schwellung unter dem rechten Rippenbogen, Appetitlosigkeit oder Übelkeit, Fieber, Leistungsminderung, ungewollte Gewichtsabnahme oder eine Gelbfärbung der Haut.

Laut der deutschen Krebsgesellschaft gibt es in Deutschland jährlich circa 8.790 Neuerkrankungen bei dieser Krebsart. Leberkrebs galt bislang als eine relativ seltene Tumorerkrankung in Deutschland. Die Häufigkeit nimmt aber mittlerweile stark zu. Diese Zunahme wird mit einer zunehmenden Zahl von Leberzirrhosepatienten, der hohen Rate von Hepatitis

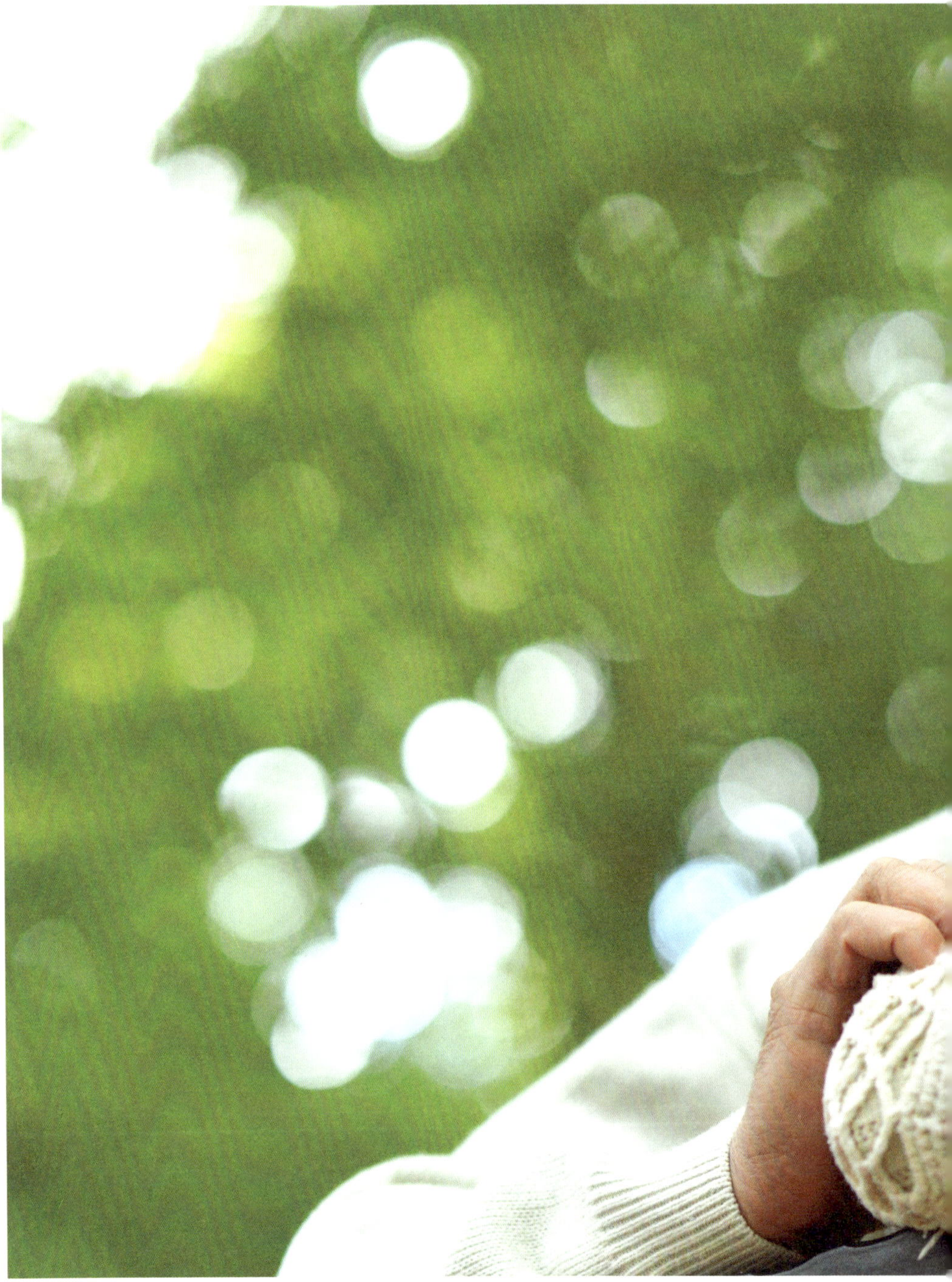

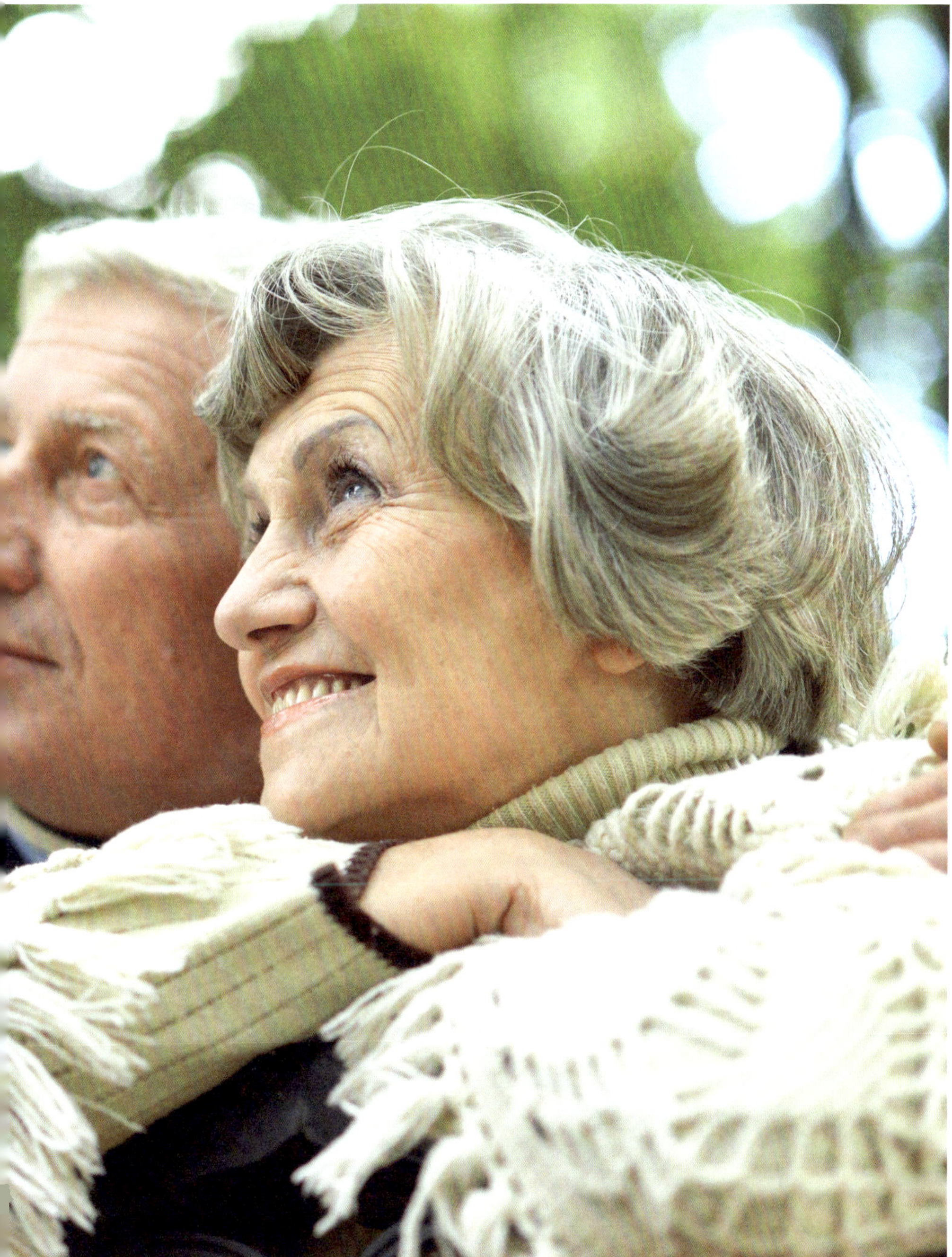

C-Neuinfektionen in den 1960er bis 1980er Jahren und der häufigeren Fettleibigkeit in Zusammenhang gebracht. Männer erkranken zwei- bis dreimal häufiger an Leberkrebs als Frauen. Spezifische Behandlungsmethoden, die für die Therapie von Leberkrebs in Frage kommen, sind eine Operation, also eine Leberteilentfernung oder Lebertransplantation, Chemo- oder Strahlentherapie, medikamentöse Behandlung oder eine Kombination aus diesen oder weiteren Therapieformen.

Frau Maritz begann nach ihrer Operation mit fünfzig Millilitern EM-X Gold dreimal täglich. Zusätzlich erhielt sie eine Strahlentherapie. Frau Maritz empfand die Strahlentherapie als unangenehm, die befürchteten Nebenwirkungen seien bei ihr allerdings ausgeblieben. Sie habe sich etwas matt gefühlt, sei aber dennoch in der Lage gewesen, ihren normalen Tagesablauf weiterzuführen. Frau Maritz führt das auch auf die Einnahme von EM-X Gold zurück. Da ihre Dosis sehr gut anzuschlagen schien, reduzierte sie ihre tägliche Dosis auf dreimal dreißig Milliliter. Auch mit dieser geringeren Dosis habe sie sich gut gefühlt. Im folgenden Jahr ergab die Computertomographie, dass die Krebsgeschwüre fast verschwunden waren. Drei Monate später war der Krebs komplett verschwunden und blieb es auch bis heute. Frau Maritz nimmt heute noch eine kleine Dosis von zweimal zehn Millilitern EM-X Gold morgens und abends, weil sie sich mit dieser Dosierung gut fühlt, und hofft, dass sie den Krebs damit weiter fernhalten kann.

Ein Krebs, welcher in Deutschland sehr häufig vorkommt, ist Lungenkrebs. Zwar hatte ich in meinen Gesprächen keine Patienten mit einer solchen Lungenkrebserkrankung, dennoch handelt es sich dabei um eine der häufigsten vorkommenden Arten. Ich möchte hier deshalb ein paar Beispiele von Dr. Tanaka nennen, die mich sehr beeindruckt haben.

Sowohl unter Männern als auch bei Frauen ist Lungenkrebs die dritthäufigste bösartige Tumorerkrankung. Lungenkrebs, auch Lungenkarzinom oder Bronchialkarzinom genannt, kann in allen Abschnitten der Lunge entstehen. Mehr als die Hälfte der Tumore entwickelt sich in den oberen Teilen der Lungenflügel. Bei den Tumoren handelt es sich um bösartige Geschwülste, die aus dem Lungengewebe selbst entstehen. Da die meisten Lungenkrebserkrankungen durch Rauchen ausgelöst werden, führen Experten die weiterhin steigenden Erkrankungszahlen auf die veränderten Rauchgewohnheiten zurück. Zwar geht der Raucheranteil bei Männern schon seit längerem zurück, doch stieg er bei Frauen bis Anfang 2000 kontinuierlich an.

Lungenkrebs entwickelt sich meist unerkannt, viele Betroffene bemerken zunächst keine Anzeichen. Oft treten erst im fortgeschrittenen Stadium unspezifische Beschwerden wie hartnäckiger Husten, blutiger und unblutiger Auswurf, pfeifende Atmung, Atemnot, Fieberschübe und Nachtschweiß, Abgeschlagenheit, ungewollter Gewichtsverlust, Heiserkeit, Schmerzen im Brustbereich, Gliederschmerzen oder Schluckbeschwerden auf. In frühen Stadien verspricht die Behandlung Heilung, im fortgeschrittenen Stadium trägt sie dazu bei, die Beschwerden zu lindern, die verbleibende Lebensspanne zu verlängern und die Lebensqualität zu erhalten.

Eine Patientin Dr. Tanakas, siebenundsechzig Jahre alt, hatte in ihrer rechten Lunge ein großes Krebsgeschwür. Zwei Drittel ihrer Lunge wurden ihr daraufhin entfernt. Kurz darauf konsultierte sie Dr. Tanaka, der ihr dreimal täglich sechzig Milliliter EM-X verordnete. Den weiteren Verlauf ihrer Erkrankung schildert er in seinem Buch „Vertrauen in Dr. Higas EM-X - Hilfe auch bei schweren Krankheiten". Im Oktober, zu Beginn der Behandlung mit Antikrebsmitteln, wurde die Patientin depressiv und klagte über Schlaflosigkeit. Sie nahm weiterhin ihre Dosis EM-X. Zwei Jahre nach der Operation war bei der Magnetresonanztomographie kein neuer Befund festgestellt worden, also verringerte Tanaka die tägliche Dosis auf dreißig Milliliter pro Gabe. Da die Patientin aber fürchtete, wieder in eine Depression zu verfallen und ihre Erfolge in der Krebsbehandlung zunichte zu machen, blieb sie bei ihrer gewohnten Dosis, womit Dr. Tanaka einverstanden war. Er unterstützt die Patienten darin, sich auf ihr eigenes Gefühl bei der Dosierung zu verlassen. Ein weiteres Jahr später, die Patientin nahm immer noch die bekannte Menge EM-X, war ihre Computertomographie ohne Befund. Die Lunge war wieder auf ihre ursprüngliche Größe gewachsen.

Ein weiterer Patient Tanakas, achtzig Jahre alt, hatte Lungenkrebs im Endstadium. Er konnte nicht mehr operiert werden und nahm täglich dreimal achtzig Milliliter EM-X ein. Da der Krebs Metastasen im Gehirn gebildet hatte, wurde der Patient am Gehirn bestrahlt. Wegen einer Lungenentzündung wurde er stationär im Krankenhaus behandelt, konnte aber kurz darauf wieder entlassen werden. Er blieb bei seiner täglichen Dosis EM-X. Einen Monat später erkrankte er erneut an einer Lungenentzündung. Seine Atemfunktion verschlechterte sich, weshalb Tanaka die tägliche Dosis EM-X auf dreimal hundert Milliliter erhöhte. Bereits eine Woche später hatte der Patient wieder Appetit und wunderte sich darüber, dass sein grauer Bart wieder schwarz wurde. Drei weitere Monate verbesserte sich der Zustand des Patienten, danach hörte Dr. Tanaka leider nichts mehr von ihm. Dr. Tanaka vermutet, dass der Patient verstorben war. Dass er zwischenzeitlich wieder großen Appetit zeigte, oder dass sein Bart wieder schwarz wurde, beweise jedoch, dass das EM-X noch immer wirksam war und seine Lebensdauer und Lebensqualität etwas verbessern konnte.

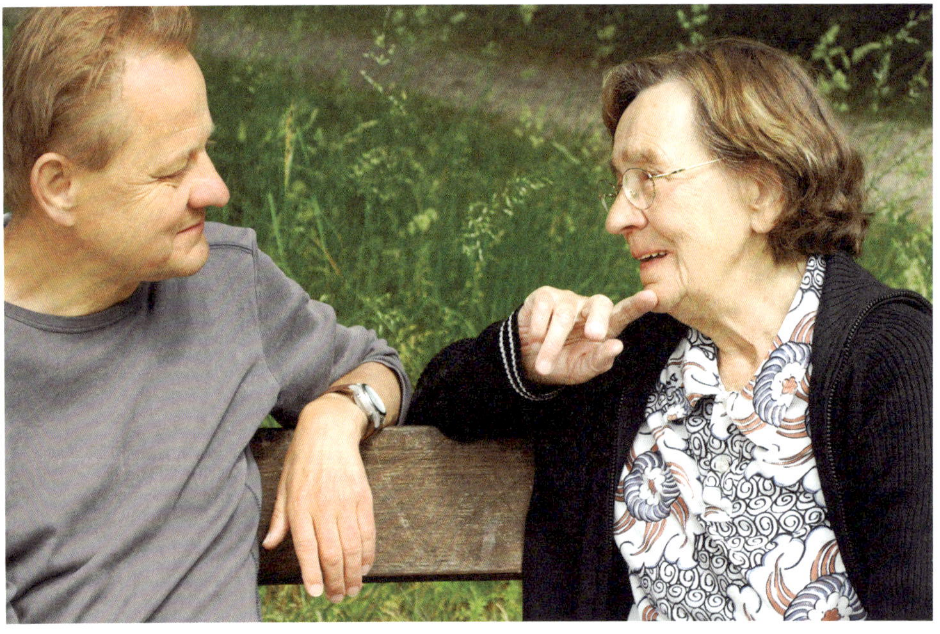

Ein weiterer, von mir persönlich befragter EM-X Gold Nutzer ist Herr Haller. Herr Hallers ganzer Haushalt ist seit einem Jahr von EM-X Gold überzeugt. Diese Überzeugung wurde besonders durch ein einschneidendes Ereignis gebildet, als die neunzigjährige Mutter seiner Frau mit einem schweren Asthmaschock in die Klinik gebracht werden musste. Bei diesem Asthmaschock handelte es sich um einen sehr schweren akuten Asthmaanfall.

Bei Anfällen dieser Art helfen die üblichen Medikamente kaum und es ist schwierig, den Zustand des Schocks zu durchbrechen. Wenn er länger andauert, kann es durchaus lebensbedrohlich werden, da der Körper zu wenig Sauerstoff erhält. Charakteristisch für einen Asthmaschock sind eine aufgeblähte Lunge und defekte Lungenbläschen. Unter anderem dadurch bedingt, wird der Widerstand, Luft auszuatmen, zu groß. Neue Luft kann also nicht in die Lungen fluten, da die alte nicht aus der Lunge hinauskann und immer ärmer an Sauerstoff wird.

Nach dem überstandenen Schock sollte Herr Hallers Schwiegermutter zur weiteren Beobachtung im Krankenhaus bleiben. Doch sei das Unglück nicht schon groß genug, infizierte sich seine Schwiegermutter dort mit einem hartnäckigen Krankenhauskeim. Zu den bekanntesten multiresistenten Krankenhauskeimen zählt der Methicillin-Resistente Staphylococcus Aureus, abgekürzt MRSA. Bei einer MRSA-Infektion gibt es kaum Therapiemöglichkeiten, da MRSA sich so verändert hat, dass kaum ein Antibiotikum mehr hilft. In Deutschland werden jährlich etwa 500.000 Menschen mit Krankenhauskeimen infiziert, davon sterben 15.000 an den Folgen. Die häufigsten Folgen sind Atem- und Harnwegserkrankungen, Wundinfektionen oder eine Blutvergiftung. Wie gefährlich eine Infektion ist, hängt dabei stark vom Gesundheitszustand des Patienten ab.

Nach der Entdeckung der MRSA Infektion konnten die Ärzte Herrn Haller und seiner Frau nicht versprechen, dass die ältere Dame die nächste Nacht überstehen würde. Aus der Verzweiflung heraus und in der Hoffnung, doch noch etwas tun zu können, gaben Herr Haller und seine Frau der Mutter zwei große Dosen EM-X Gold, es handelte sich insgesamt um eine ganze Flasche. In der Familie wurde bereits seit einer Weile EM-X Gold genommen, allerdings bisher nur in der Hoffnung, das allgemeine Wohlbefinden zu steigern, und ohne einen bestimmten medizinischen Hintergrund.

Zur großen Erleichterung und zur großen Freude der Familie überstand die Patientin die folgende Nacht. Und nicht nur diese. Herr und Frau Haller nehmen täglich selbst zwanzig Milliliter zu sich. Frau Hallers Mutter erhält weiterhin eine etwas höhere Dosis von sechzig bis achtzig Millilitern täglich.

Bei Herr Tomczak wurde im Jahr 2012 Magenkrebs diagnostiziert. Magenkrebs betrifft jährlich etwa 15.000 Menschen in Deutschland. In der Regel geht er von entarteten Zellen in der Magenschleimhaut aus. Auch diese Form der Krebserkrankungen ruft lange Zeit kaum Beschwerden hervor und wird oft erst in einem späten Stadium diagnostiziert. Das ist natürlich tückisch, und oft wird der Tumor nur durch Zufall rechtzeitig erkannt. Wenn der Tumor früh entdeckt wird, lässt er sich noch operieren und optimal behandeln.

Eine eindeutige Ursache dafür, dass sich Magenkrebs entwickelt, ist nicht bekannt. Doch zahlreiche Risikofaktoren, die zur Bildung von Magenkrebs beitragen, sind bekannt. Zu diesen Risikofaktoren zählen bestimmte Ernährungsgewohnheiten. Zum Beispiel erhöhen stark gesalzene, zu scharfe oder angebratene Speisen das Risiko zu erkranken. Solche Speisen enthalten Nitrate, aus denen sich im Magen krebserregende Nitrosamine bilden. Auch ein hoher Fleischkonsum kann den Krebs begünstigen, ebenso ein übermäßiger Genuss von Alkohol und Nikotin, denn der fördert die Entstehung von Magenentzündungen und Geschwüren, die bösartig entarten können. Magenerkrankungen wie Magengeschwüre und chronische Magenschleimhautentzündung gelten ebenso als Risikofaktoren. Genetische Faktoren spielen vermutlich auch eine Rolle. Oft kommt in Familien diese Krankheit gehäuft vor.

Nach einer Magenspiegelung riet man Herrn Tomczak zu einer Operation. Da hatte der Krebs schon ein fortgeschrittenes Stadium erreicht, in dem der Krebs schon die Außenseite der Magenwand erreicht und die Lymphknoten am Magen befallen hatte. Auf Empfehlung einer Bekannten nahm Herr Tomczak zunächst eine tägliche Dosis EM-X Gold von zweimal fünfzig Millilitern. Im weiteren Verlauf seiner Erkrankung zeigte sich, dass der Krebs zunächst weiter streute. Herr Tomczak ließ sich nicht demotivieren und setzte weiterhin EM-X Gold neben seiner eigentlichen Behandlung ein. Ein gutes halbes Jahr später konnte die konventionelle Behandlung beendet werden. Herr Tomczak habe sich wieder „munter" gefühlt und verringerte seine Dosis auf dreißig Milliliter einmal am Morgen. Er gilt seither als geheilt, steht aber weiterhin unter ärztlicher Beobachtung.

Frau Fellner ist achtzig Jahre alt und schreibt ihren guten Gesundheitszustand allein EM-X Gold zu. Auch sie sagt, dass sie sich dank EM-X Gold „munter" fühle. Dank einer Dosis von zwanzig Millilitern am Tag fühle sie sich vitaler und, wie sie sagt, „nicht alt". Sie schaffe es sogar, trotz einiger rheumatischer Beschwerden, viermal in der Woche Sport zu machen. Die rheumatischen Beschwerden seien aber auch die einzigen, unter denen sie leide, ansonsten sei sie sehr gesund. Sie betonte nachdrücklich, dass sie so begeistert von EM-X Gold sei, dass sie es schon in ihrem gesamten Verwandten- und Bekanntenkreis weiterempfohlen habe. Ihre gesamte Familie habe so schon positive Erfahrungen mit EM-X Gold gemacht.

Frau Harmsen kennt und nutzt EM-X Gold mittlerweile seit vielen Jahren. Auf einem Seminar, das sie besucht hatte, wurde berichtet, dass EM-X Gold positive Einflüsse auf die Krebstherapie haben solle. Da Frau Harmsen selbst an Darmkrebs erkrankt war, beschloss sie, es selbst damit zu versuchen.

Darmkrebs bezeichnet einen bösartigen Tumor im Dickdarm oder Mastdarm. Bösartige Tumoren im Dünndarm sind im Gegensatz dazu äußerst selten. Ärzte unterscheiden zwischen einem Kolonkarzinom, Dickdarmkrebs, unter dem auch die Patientin hier leidet, und einem Rektumkarzi-

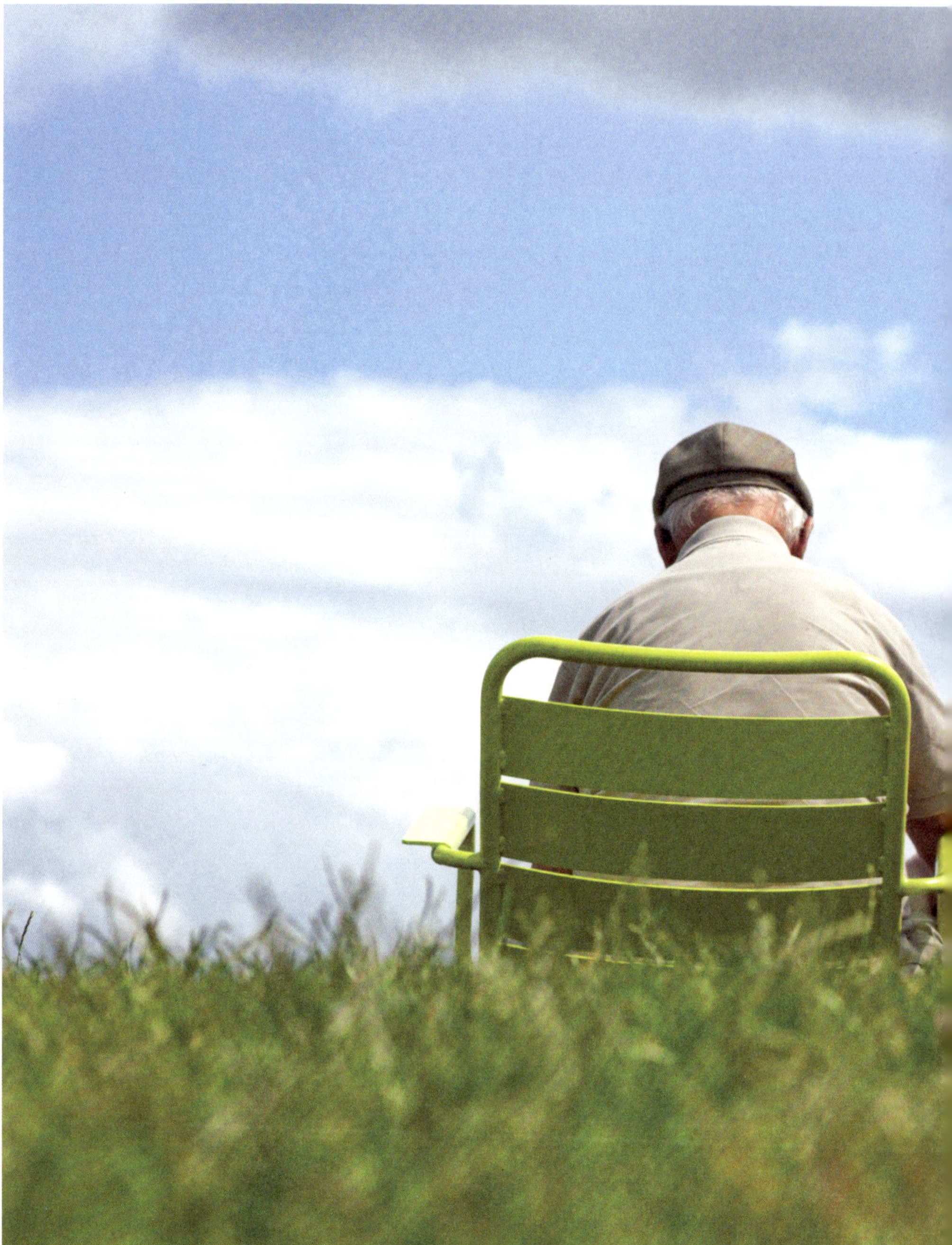

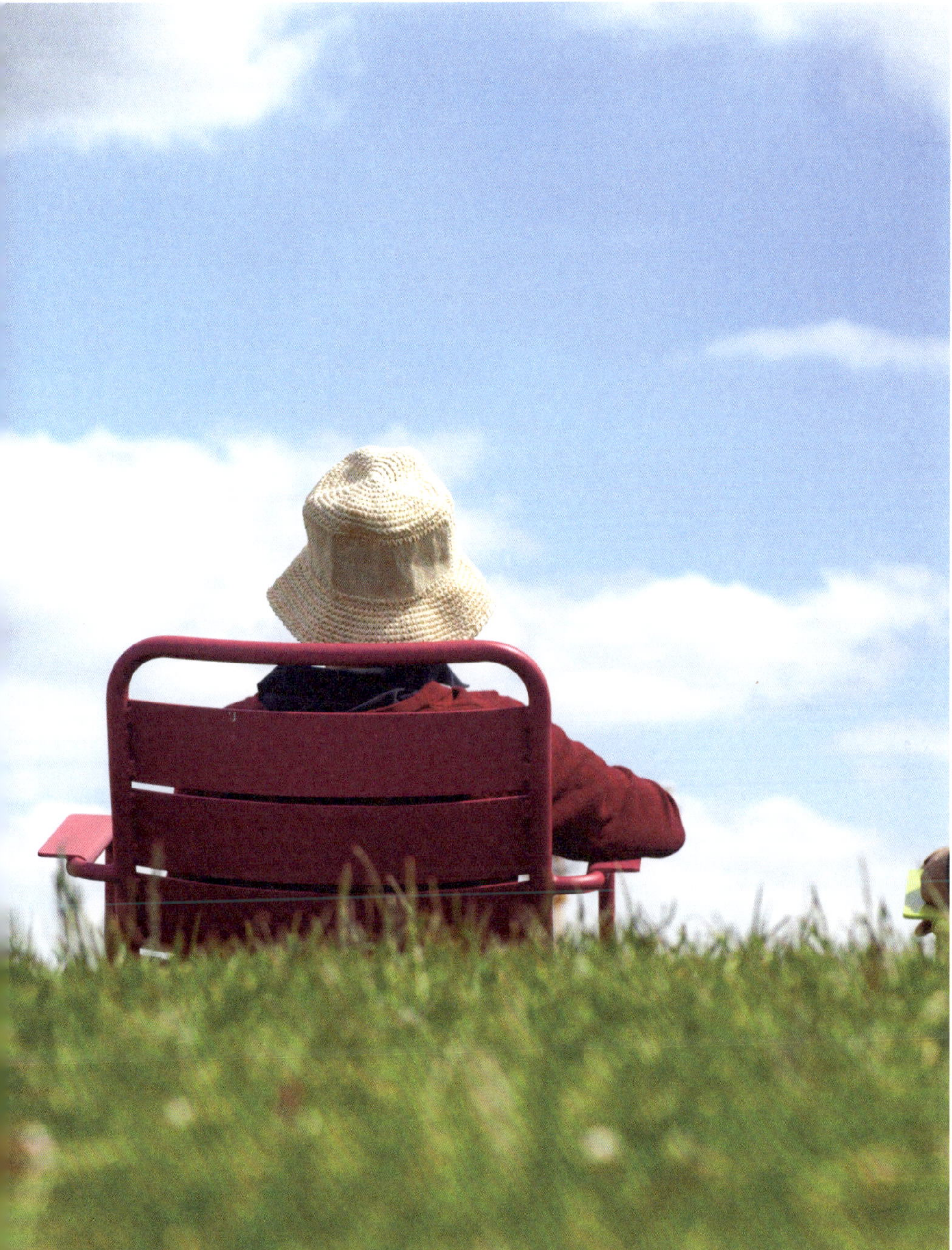

nom, Krebs im Mastdarm. Darmkrebs zählt zu den am besten erforschten Krebsarten beim Menschen. Circa neunzig Prozent der Darmkrebserkrankungen entwickeln sich aus zunächst gutartigen Darmpolypen. Diese Entartung vom Darmpolyp zum Krebs kann rund zehn Jahre dauern. Die Ursache für die Entartung sind aufeinander folgende Mutationen an den Schleimhautzellen der Darmwand. Sie führen schließlich zum Verlust der natürlichen Wachstumskontrolle der Zellen, sodass diese sich als Krebszellen bösartig ausbreiten können. Jährlich erkranken in Deutschland circa 61.000 Menschen neu an Darmkrebs.

Für Darmkrebspatienten stehen verschiedene Behandlungsverfahren zur Verfügung. Auch hier spielen eine Operation, Chemotherapie, Bestrahlung und die medikamentöse Behandlung eine große Rolle. Mit EM-X Gold unterstützte Frau Harmsen ihre konventionelle Behandlung und war schließlich so überzeugt, dass es nun ihre ganze Familie täglich nimmt. Während der Behandlung nahm Frau Harmsen eine tägliche Dosis von zweimal dreißig Millilitern ein. Sie nimmt es noch heute morgens und abends, flexibel bei der Art der Einnahme. Mal nimmt sie es pur ein, mal im Kaffee, abends auch manchmal in der Suppe. Damit ihre ganze Familie EM-X Gold einnehmen kann, verzichtet Frau Harmsen gerne auf andere Annehmlichkeiten. Sie erklärte, dass EM-X Gold seinen Preis definitiv wert sei. Wie einige andere EM-X Gold Nutzer sagt Frau Harmsen, dass EM-X Gold ihre Behandlung erträglicher gemacht habe. Sie sei nach ihrer Operation und der Chemotherapie zunächst geschwächt gewesen, habe sich aber bereits nach wenigen Wochen „beinahe wieder genesen“ gefühlt.

Dr. Tanaka behandelte ebenfalls Patienten mit Dickdarmkrebs. Nicht nur mein hier genanntes Beispiel, sondern auch Dr. Tanakas Erfahrungen zeigen, dass EM-X und das verbesserte EM-X Gold die Behandlung für den Patienten in großem Maße erleichtern und verbessern können.

Eine vierundsechzigjährige Frau hatte Dr. Tanaka konsultiert, nachdem bei ihr Dickdarmkrebs diagnostiziert worden war. Ihr Krebs hatte zu diesem Zeitpunkt bereits das vierte Stadium erreicht, das heißt, dass der Krebs schon gestreut und mehrere, auch weit entfernte Organe befallen hatte. Bei einer Operation kann man die betroffenen Stellen des Darmes entfernen, ebenso wie die Metastasen. Im Gegensatz zu Magenkrebs kann Dickdarmkrebs also oft ganz geheilt werden. Dr. Tanakas Patientin wurde also operiert und nahm zusätzlich auf sein Anraten hin täglich dreimal hundert Milliliter EM-X ein. Ein knappes Jahr später waren die Metastasen in ihrer Leber verschwunden. Die Patientin passte nun die Menge EM-X selbstständig ihrem Befinden an. Sie nahm nun etwa sechzig Milliliter täglich ein. Ein Jahr später ging es ihr immer noch sehr gut.

Um ganz sicher zu gehen, dass ein Krebs geheilt ist, rät Dr. Tanaka seinen Patienten, mindestens fünf weitere Jahre abzuwarten und den Gesundheitszustand unter Beobachtung zu halten.

Eine weitere Patientin, schon zweiundsiebzig Jahre alt, behandelte Dr. Tanaka ebenfalls nach ihrer Dickdarmkrebsdiagnose. Die erkrankten Teile ihres Darms konnten zwar entfernt werden, allerdings fand man kurz darauf weitere Metastasen an den Lymphknoten. Sie wurde schulmedizinisch erfolgsversprechend behandelt, allerdings stieg ihr Tumormarker unerwartet wieder stark an. Weitere Metastasen wurden nun auch in der Leber gefunden. Zu diesem Zeitpunkt riet ihr Dr. Tanaka zu täglich dreimal achtzig Millilitern EM-X. Im Verlauf ihrer Krankheitsgeschichte zeigte sich nun zunächst eine Verschlechterung. Die Patientin vertrug die Chemotherapie immer schlechter und klagte über taube Fingerspitzen sowie einen schlechten Geschmack im Mund. Auch ihre Leberfunktion verschlechterte sich. Nach vier weiteren Monaten meinte der behandelnde Arzt, dass er endlich eine Verbesserung feststellen könne und dass das Ergebnis der kombinierten Behandlung doch „erstaunlich gut sei“.

Dieses Beispiel zeigt noch einmal, dass der Einsatz von EM-X Gold oft Geduld erfordern kann. Nicht immer schlägt EM-X Gold sofort an, oder es kommt zunächst sogar zu einer kurzzeitigen Verschlechterung des gesundheitlichen Zustandes. Der Patient muss in solchen Fällen selbst entscheiden, ob er die Einnahme abbrechen oder fortsetzen möchte. Der bisherigen

Erfahrung nach konnten aber alle Patienten nach einer kurzen, ernüchternden Phase doch noch Verbesserungen ihres Zustandes feststellen. In diesen Fällen hat sich die Beharrlichkeit also ausgezahlt.

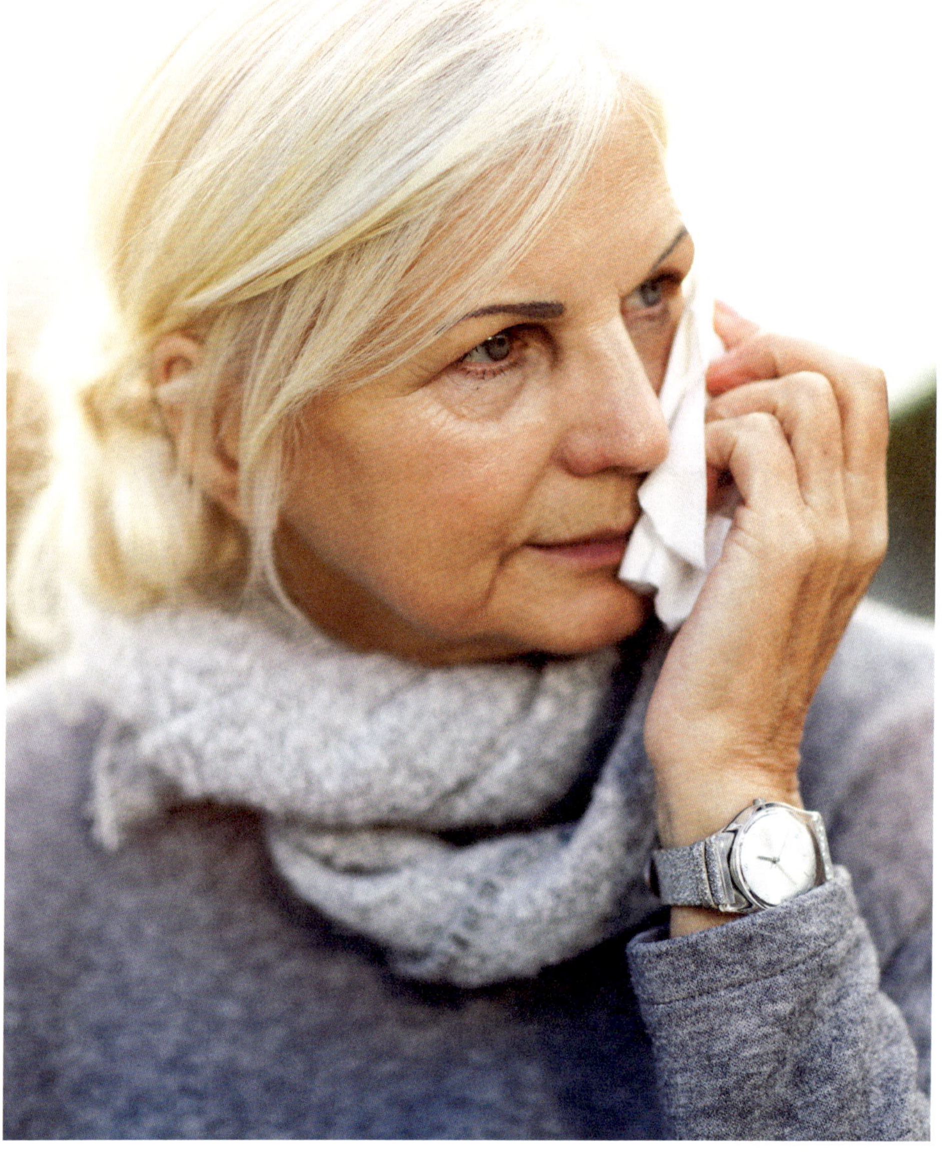

Die nächste Nutzerin, mit der ich sprach, war Frau Kaltschmidt. Frau Kaltschmidt kennt EM-X Gold beziehungsweise EM-X bereits seit fast fünfzehn Jahren. Zu dieser Zeit war ihr Schwager an Krebs erkrankt und wollte seine schulmedizinische Behandlung mit EM-X Gold unterstützen. Als Frau Kaltschmidt im Jahr 2010 selbst an Lymphdrüsenkrebs erkrankte, erinnerte sie sich an die guten Erfahrungen ihres Schwagers und begann selbst damit, EM-X Gold einzunehmen.

Bei Lymphdrüsenkrebs, einem Malignem Lymphom, handelt es sich um eine bösartige Erkrankung des Lymphsystems. Typisch dafür sind schmerzlos geschwollene Lymphknoten sowie Fieber, Gewichtsverlust und Nachtschweiß. Lymphdrüsenkrebs kann in jedem Alter auftreten. Männer sind von Lymphdrüsenkrebs etwas häufiger betroffen als Frauen.

Frau Kaltschmidt nahm in der akuten Phase ihrer Behandlung täglich drei Esslöffel EM-X über den Tag verteilt. Nach der Chemo- und Strahlentherapie minimierte sie die tägliche Dosis auf zwei Esslöffel. Sie berichtete mir, dass sie ihre Therapien gut ertragen habe. Im Gegensatz zu den üblichen Erzählungen über die Nebenwirkungen der Krebstherapie habe sie sich nicht müde gefühlt, habe keine Schmerzen gehabt und sich auch nicht so schwach gefühlt, wie sie erwartet hatte. Frau Kaltschmidt führt das auf ihre EM-X Gold Einnahme zurück und empfiehlt es daher unbedingt zur weiteren Einnahme während der gesamten Krebstherapie.

Das nächste Gespräch führte ich mit Herrn Eisemann. Herr Eisemann ist einundsechzig Jahre alt und leidet ebenfalls unter einem bösartigen Tumor, welcher bei ihm in der Niere sitzt. Bösartige Tumore der Niere können von verschiedenen Geweben ausgehen. Mit Abstand am häufigsten sind so genannte Nierenzellkarzinome, auch als Nierenkarzinom oder Adenokarzinom der Niere bezeichnet. In der Regel ist nur eine der beiden Nieren von einer Tumorerkrankung betroffen.

Nierenkrebs ist eine relativ seltene Tumorerkrankung. Laut dem Robert-Koch-Institut erkrankten in Deutschland pro Jahr etwa 15.000 Menschen an diesem Tumor. Besonders häufig wird Nierenkrebs zwischen dem sechzigsten und siebzigsten Lebensjahr diagnostiziert. Nierenkrebs wird heute, dank dem häufigeren Einsatz von Ultraschalluntersuchungen, meist schon in einem frühen Stadium diagnostiziert und kann erfolgreich behandelt werden. In fortgeschrittenen Krankheitsstadien sind die Heilungsaussichten allerdings eher ungünstig. Die 5-Jahres-Überlebensrate liegt bei siebenundsiebzig Prozent für Männer und Frauen.

Seit 2010 wird Herr Eisemanns Krebs durch Chemotherapien behandelt, die den Krebs eindämmen und bekämpfen sollen. Für sein Wohlbefinden trinkt Herr Eisemann, seit einer Empfehlung durch einen guten Bekannten, täglich außerdem einen Schluck EM-X Gold. Monatlich komme er so auf circa zwei Flaschen EM-X Gold. Der Krebs sei, trotz über dreihundertfünfzig Chemotherapien, noch nicht besiegt. Herr Eisemann sagte mir aber, dass er mit EM-X Gold sehr zufrieden sei und dass er eine Besserung seines Zustandes verspüre.

Wie man hier sieht, sind es auch die kleinen Geschichten, die Hoffnung machen. Es muss nicht immer ein großes Wunder passieren, damit Menschen von EM-X Gold überzeugt werden. Dass sie sich auch nur ein klein wenig besser fühlen und ihre Beschwerden ansatzweise lindern können, ist ebenso wichtig und hervorzuheben.

Oft wird EM-X Gold durch Bekannte oder Familienmitglieder empfohlen, manchmal auch zufällig entdeckt. Frau Feyler zum Beispiel beschäftigte die Thematik um Effektive Mikroorganismen schon lange und so stieß sie vor rund zehn Jahren bei ihren eigenen Recherchen auf das Buch „Vertrauen in Dr. Higas EM-X“ von Dr. Tanaka, welches auch ich in diesem Buch gerne zitiere.

Dr. Tanaka berichtete so überzeugend von seinen zehn Jahren klinischer Erfahrung mit EM-X, dass Frau Feyler neugierig wurde und es selbst einmal ausprobieren wollte. Seit mehr als zehn Jahren geben Frau Feyler und ihr Mann nun morgens täglich einen großen Schluck in ihren Kaffee. Das Ehepaar möchte auch im Urlaub nicht auf EM-X Gold verzichten, deshalb darf es ihnen auf keiner Reise fehlen.

Frau Feyler ist achtzig Jahre alt und litt seit mehreren Jahrzehnten unter Entzündungen im Körper. Entzündungen im Körper sind nicht nur unangenehm und schmerzhaft, sondern können auch ein Auslöser für die Entstehung von Krebsgeschwülsten sein. Zum Spektrum der Entzündungen, die mit einem höheren Krebsrisiko einhergehen, gehören unter anderem die entzündlichen Darmerkrankungen Morbus Crohn und Colitis ulcerosa, Entzündungen auf viraler Basis, beispielsweise die Hepatitis B und C, oder bakteriell verursachte Entzündungen. Sodbrennen, ebenfalls eine Entzündung des Körpers, erhöht das Risiko für ein Speiseröhrenkarzinom um das Fünfzig- bis Hundertfache. Frau Feyler litt selbst unter chronisch entzündeten und eiternden Mandeln. Seit sie EM-X Gold trinke, habe sie keine entzündeten Mandeln mehr gehabt und leide nicht mehr unter den damit verbundenen Schmerzen. Ihr Mann sei ebenfalls von EM-X Gold überzeugt, denn er habe innerhalb der letzten zehn Jahre nur eine einzige Grippe gehabt. Das führe er auf EM-X Gold zurück.

Frau Peglau, sie und ihr Mann stehen kurz vor ihrer Rente, nutzen EM-Produkte seit über zwanzig Jahren. Durch ihre Nachbarn, die eine kleine Landwirtschaft betreiben, kennt sie die Effektive Mikroorganismen Technologie bereits seit einer langen Zeit. Die Nachbarn nutzen EM für die Bewirtschaftung ihrer Felder, Frau Peglau versuchte es selbst schließlich erst einmal an ihrem Pferd, welches bisher vom Tierarzt nicht geheilt werden konnte. Nach einer Gabe von EM-1 wurde das Pferd schließlich gesund. Frau Peglau war nun selbst ganz begeistert von der Thematik und begann sich mehr und mehr einzulesen. Als dann EM-X Gold auf den Markt kam, war sie eine der ersten, die das Produkt für sich entdeckte. Zwar waren weder sie noch ihr Mann ernsthaft von einer Krankheit betroffen, doch wollte sie mit der Einnahme erste Altersbeschwerden eindämmen oder gar nicht erst entstehen lassen. Frau Peglau sagte mir, dass vor allem die antioxidative Wirkung sie überzeugt habe. Sie sehe EM-X Gold als eine gute Alternative zu Mitteln aus der Apotheke. Seit sie und ihr Mann nun täglich „einen

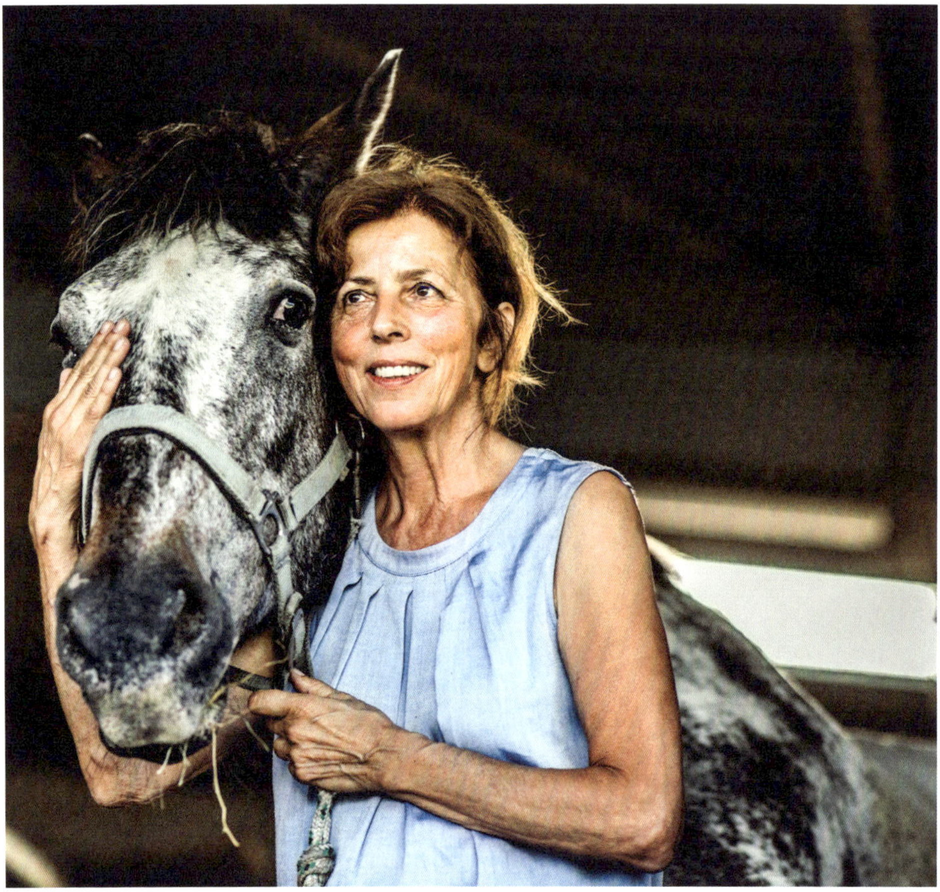

guten Schuss“ EM-X Gold in ihren Tee gäben, sei ihre Leistungsfähigkeit sehr gestiegen. Das äußere sich vor allem darin, dass sie beide viel weniger Schlaf bräuchten, nur noch fünf bis sechs Stunden pro Nacht. Außerdem seien sie beide nicht mehr von Infekten betroffen. Wenn im Ort wieder einmal eine Grippewelle kursiere, blieben sie beide stets gesund. Ebenso seien sie beide nie mehr an einem Magen-Darm Virus erkrankt. Frau Peglau empfindet EM-X Gold also als absolut stärkend für ihr Immunsystem. Sie empfiehlt es in ihrem Bekanntenkreis uneingeschränkt weiter und würde die Dosis im Falle einer größeren Erkrankung auch stark erhöhen.

Kein Krebs, aber ebenfalls eine Krankheit, bei deren Behandlung EM-X Gold Erfolge zugeschrieben wurden, ist Morbus Parkinson. Die Parkinson-Krankheit ist eine der bekanntesten Erkrankungen des Nervensystems. Ihren Namen verdankt sie dem britischen Arzt James Parkinson, der die typischen Symptome im Jahr 1817 zum ersten Mal ausführlich beschrieb. Bei der langsam fortschreitenden neurologischen Erkrankung sind bestimmte Bereiche im Gehirn betroffen. In diesen Gehirnbereichen kommt es durch das Absterben bestimmter Nervenzellen zu einem Mangel an Dopamin. Dopamin hilft zum Beispiel dabei, Bewegungen zu steuern. Daher gehören Bewegungsstörungen auch zu den bekanntesten und typischen Hauptsymptomen der Erkrankung.

Erst seit kurzem ist bekannt, dass bei Parkinson außer dem Gehirn auch andere Teile des Nervensystems von der Krankheit betroffen sind. So verfügt zum Beispiel der Magen-Darm-Trakt über viele Nervenzellen. Bei Parkinson-Patienten kann es daher bereits in frühen Stadien auch zu krankheitsbedingten Veränderungen an diesen Magen-Darm-Nerven kommen. Obwohl eine Heilung bislang nicht möglich ist, gehört Morbus Parkinson heute zu den gut behandelbaren neurologischen Erkrankungen.

Heute ist bekannt, dass Parkinson erst bemerkt wird, wenn etwa die Hälfte der Nervenzellen in der sogenannten Substantia Nigra, der Schwarzen Substanz, im Gehirn abgebaut sind. Dann ist der Krankheitsverlauf im Mittelhirn bereits fortgeschritten, obwohl die Symptome noch nicht besonders auffällig sind. Vielmehr ist es die Häufung von mehreren Symptomen, die am Ende Hinweise auf eine Erkrankung geben.

Herr Hermann war einer meiner Gesprächspartner, der an Parkinson erkrankt war. Im Jahr 2011, als er sechsundfünfzig Jahre alt war, war bei ihm die Krankheit diagnostiziert worden. Bei Herrn Hermann hatten bestimmte Symptome wie verlangsamte Bewegungen, mangelnde Stabilität der aufrechten Körperhaltung und eine starre Mimik auf die Erkrankung hingewiesen. Das sonst so typische Zittern entfiel bei ihm. Dafür lag er nachts oft wach und hatte einen sehr leichten Schlaf.

Morbus Parkinson hat viele Gesichter. Es gibt neben den motorischen Symptomen viele weitere Symptome, die aber nicht immer und bei allen Patienten oder Patientinnen auftreten müssen. Diese weiteren Symptome sind nicht minder belastend, es handelt sich dabei um Schlaf-, Verdauungs- und Kreislaufstörungen, Schwitzen, Probleme beim Sprechen oder Essen.

Herr Hermann wird in der Panklinik in Köln und in der Uniklinik Bonn behandelt und kommt mit seinen verordneten Medikamenten gut zurecht. Einige Symptome würden mit Hilfe dieser Medikamente gebessert, einige verschwänden zeitweise sogar ganz. Neben der medikamentösen Behandlung geht Herr Hermann regelmäßig zu Physio- und Ergotherapie und zur Logopädie. Er ist also wirklich motiviert, alles Mögliche zu unternehmen, das seine Erkrankung in Schach halten kann. Aus diesem Grund begann er auch mit der Einnahme von EM-X Gold.

Herr Hermann sagte mir, dass ihm ein kleines Schnapsglas EM-X Gold in seinem morgendlichen Kaffee genüge, um eine Wirkung zu spüren. Er war von seiner Tochter auf EM-X Gold hingewiesen worden und habe dann damit begonnen, sich selbst in die Thematik einzuarbeiten. Er habe gelesen, dass die Wirkung von EM-X Gold durch die Hitze des Kaffees verstärkt werden könne. Außerdem habe er keinen Unterschied im Geschmack des Kaffees bemerkt, einen großen Unterschied hingegen bei den Symptomen seiner Erkrankung. Nach einer Anwendungszeit von einigen Wochen meinte er eine Besserung in mehreren Bereichen festzustellen: Er habe sich tagsüber endlich wieder wacher und fitter gefühlt, sei wieder mehr „auf Zack" und habe in den Nächten wieder öfter durchschlafen können. Er möchte EM-X Gold daher auch in Zukunft weiter nehmen.

Herr Janssen, ebenfalls ein Parkinson Patient, war dreiundvierzig Jahre alt, als die Erkrankung vor sechs Jahren bei ihm diagnostiziert wurde. Ich telefonierte mit seiner Frau, die mir einiges über seinen Krankheitsverlauf und seine Behandlung erzählte. Sie berichtete mir über den ersten Schock, den die Diagnose bei ihnen beiden ausgelöst hatte. Sie beide würden aber wissen, dass Parkinson nicht lebensbedrohlich sei und dass es heute eine ganze Reihe von Therapien gebe, die Symptome lindern und den Betroffenen einiges an Lebensqualität zurückgeben könnten.

Bei Herrn Janssen war aufgefallen, dass er Schwierigkeiten beim Gehen und Stehen hatte. Beim Greifen oder beim Essen zitterten seine Hände und seine Haltung war ein wenig gebeugter. Seine Frau habe nach der Diagnose auch festgestellt, dass seine Stimme anders klingt, obwohl Herr Janssen selbst sagt, dass er das selbst nicht bemerkt habe. Herr Janssen begann nach der Diagnose sofort mit der Einnahme der üblichen Medikamente

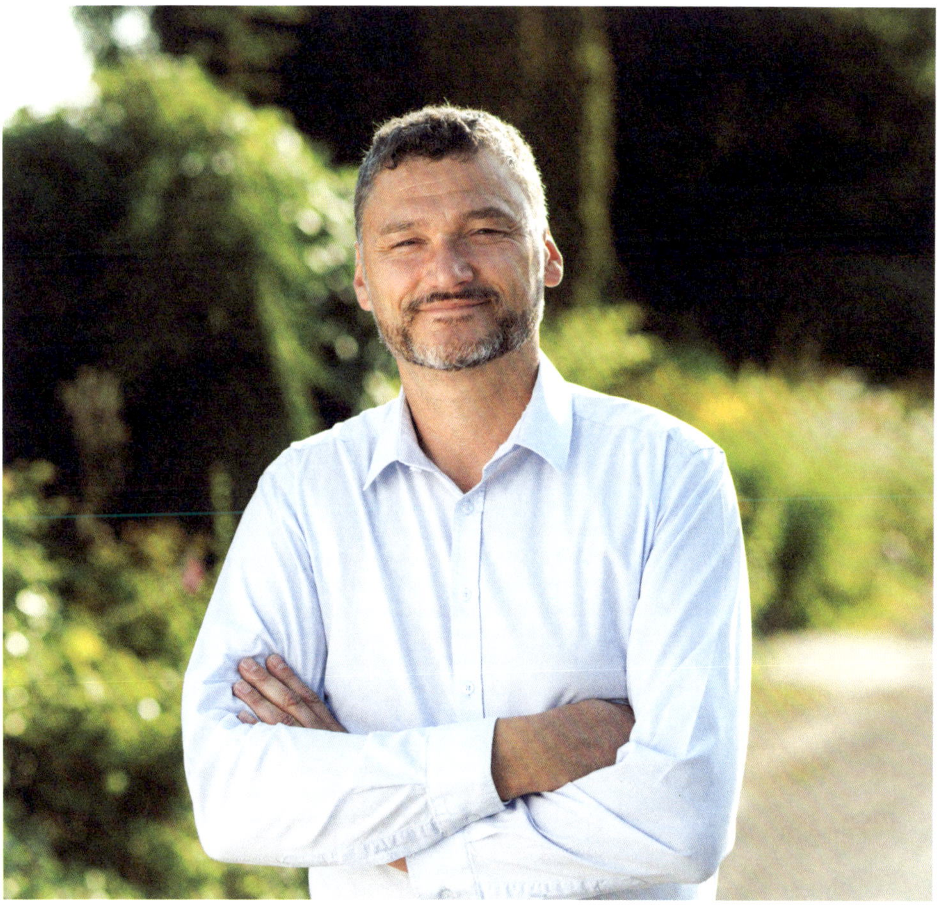

und auch mit den sogenannten physikalischen Verfahren, Physiotherapie, Ergotherapie und Logopädie, die helfen sollen, den bekannten Symptomen wie Muskelzittern, Gehstörungen und eine eingeschränkte Mimik vorzubeugen und einzudämmen. Das Ziel dieser Therapien ist die Verbesserung der Lebensqualität, aber auch die Prävention von Stürzen. Der schlurfende Gang, kleine Schritte und die stockenden Bewegungen führen oft von leichten bis zu schweren Stürzen.

Herr Janssens Symptome werden seit der Diagnose schleichend stärker, was für ihn, aber auch für seine Frau, sehr belastend ist. Er sagt, dass er oft Probleme beim Essen habe, außerdem sei er auch schon öfter gestürzt. Bei diesen Stürzen sei ihm aber glücklicherweise nichts Schlimmeres passiert. Frau Janssen sagt, dass ihr Mann fürchte, im Laufe der Zeit nicht mehr alleine zurecht zu kommen. Von Zeit zu Zeit habe er deshalb regelrechte Krisen.

Die Janssens sind auf EM-X Gold gestoßen und setzen nun eine kleine Hoffnung in das Produkt. Seit einem Jahr trinkt Herr Janssen zweimal täglich dreißig Milliliter EM-X Gold. Seine Frau sagte mir, sie sehe, dass er beim Essen weniger zittere: „Da geht viel weniger daneben als früher." Das ist für die beiden ein großer Erfolg. Sie hoffen, dass Herr Janssen durch die Kombination aus Medikamenten, den physikalischen Verfahren und der Einnahme von EM-X Gold bald auch wieder einen festeren Gang findet.

Meine nächste Gesprächspartnerin war Frau Altmann. Frau Altmann, dreiundfünfzig Jahre alt und sehr gesund, nahm vor drei Jahren das erste Mal EM-X Gold, nachdem sie von einer Freundin, die sich viel mit der EM-Technologie auseinandersetzt, über EM-X Gold informiert wurde. EM-X Gold sei gut für den ganzen Körper und sie könne sich selbst damit etwas wirklich Gutes tun. Da ihre Freundin so überzeugend war, bestellte sich Frau Altmann eine erste Flasche und hoffte, damit ihr Immunsystem in Schuss halten und eine gelegentliche Müdigkeit vertreiben zu können.

Auf Anraten der Freundin begann sie mit einer kleinen Menge von zwanzig Millilitern täglich. Frau Altmann trinkt EM-X Gold meistens pur, gibt es aber auch gerne in eine Tasse Kaffee. Was Frau Altmann bereits nach einigen Wochen der Anwendung feststellen konnte war, dass ihr Sodbrennen sie seltener quälte. Eigentlich hatte sie sich seit dem ersten Auftreten während ihrer ersten Schwangerschaft mit der Tatsache abgefunden, dass es von Zeit zu Zeit vorkam, und das unangenehme Brennen akzeptiert. Oft war ihr angeraten worden, auf bestimmte Nahrungsmittel wie Zitrusfrüchte oder Kaffee zu verzichten, doch besonders der Verzicht auf Kaffee fiel ihr nicht leicht.

Sodbrennen ist ein brennender Schmerz, der vom Bauchraum hinauf in den Hals steigt und vielen Menschen bekannt sein dürfte. Frau Altmann ist mit diesen Beschwerden nicht alleine, denn etwa 20 Millionen Menschen leiden in Deutschland darunter. Die Beschwerden werden durch sauren Mageninhalt ausgelöst, der den Schließmuskel am Mageneingang überwindet und so die Speiseröhre reizt. Nach dem Essen, im Liegen oder während körperlicher Belastung ist das Brennen besonders schlimm. Neben Schwangeren, bei denen zum einen die Schwangerschaftshormone den Schließmuskel negativ beeinflussen, zum anderen die wachsende Gebärmutter mehr und mehr auf den Magen drückt, sind auch Menschen, die beruflich oder privat viel Stress haben, oft von Sodbrennen betroffen. Der Grund für stressbedingtes Sodbrennen ist die übermäßige Produktion von Magensäure. Frau Altmann berichtete mir, dass sie seit der Einnahme von EM-X Gold seltener unter dem unangenehmen Brennen leide. Darüber hinaus komme sie morgens besser aus dem Bett und brauche weniger Schlaf. Auch das führt sie auf EM-X Gold zurück.

Bei einer Entzündung handelt es sich um eine Schutzreaktion des Körpers auf einen Schaden, auf Krankheitserreger oder Allergene. Dabei kämpfen die Immunzellen nicht nur mit Phagozytose, der Unschädlichmachung von Fremdkörpern im Organismus, sondern auch mit freien Radikalen. Freie Radikale schaden dem potenziellen Krankheitserreger, aber auch dem umliegenden, körpereigenen Gewebe.

Vielleicht noch nicht so bekannt ist, dass auch eine ungesunde Lebensführung zu Schädigungen von Darm, Leber, Blutgefäßen, Muskeln und Gelenken führen und dort Unheil anrichten kann. Ein gutes Immunsystem reagiert entsprechend: Es produziert Entzündungsbotenstoffe sowie freie Radikale und startet eine Entzündungsreaktion. Da die ungesunden Gewohnheiten für gewöhnlich nicht geändert werden, bleibt auch die Immunreaktion im Körper weiter bestehen. Der Körper ist in fortwährendem Stress und pausenlos den freien Radikalen ausgesetzt. Werden Entzündungen im Körper chronisch, kommt es zu Langzeitschäden wie etwa Typ 2 Diabetes, Bluthochdruck oder Autoimmunerkrankungen.

Herr Baehr, einundsechzig Jahre alt, litt vor zwei Jahren unter einer sogenannten Bursitis, ebenso wie Herr Morello, sechsundvierzig Jahre alt. Bei einer Bursitis handelt es sich um eine Entzündung des Schleimbeutels im Knie. Schleimbeutel sind mit Flüssigkeit gefüllte und mit Gelenkschleimhaut ausgekleidete Hohlräume. Aufgabe der Schleimbeutel ist die Verhinderung von Reibung und Druck im Gewebe, dort, wo Sehnen, Muskeln und Knochen beweglich sind. Sind die Schleimbeutel im Knie entzündet, kann das zu stechenden Schmerzen, Druckschmerz oder Bewegungseinschränkungen des Kniegelenks führen. Die Ursachen einer Schleimbeutelentzündung sind meist unklar. Arbeit im Knien, Stöße auf das Knie oder Gicht gehören aber zu den bekannten Auslösern der Bursitis im Kniegelenk. Häufig wird eine Bursitis mit Hilfe von entzündungshemmenden Medikamenten und Physiotherapie behandelt. Bei chronischer Bursitis hilft meist nur noch eine Operation, bei der der entzündete Schleimbeutel entfernt wird.

Im Fall von Herr Baehr wollten seine Ärzte zunächst auf eine Operation verzichten. Sein betroffenes linkes Knie wurde allerdings punktiert, um den Druck und die Spannung herauszunehmen. Zusätzlich bekam er entzündungshemmende und schmerzstillende Medikamente. Seine Tochter, die selbstständig nach weiteren Therapiemöglichkeiten für ihren Vater gesucht hatte, war nach einer Recherche schließlich auf EM-X Gold gestoßen. Sie bestellte ihrem Vater EM-X Gold, welches er nun zweimal täglich, morgens und abends, einnahm. Herr Baehr sagte mir, das sei jeweils ein kleines Schnapsglas gewesen. Er nahm EM-X Gold über mehrere Wochen zusätzlich zu seinen Medikamenten ein und habe bemerkt, dass sein Knie sehr schnell heilte und der Schmerz schon nach wenigen Tagen stark nachließ. Er sei davon überzeugt, dass EM-X Gold einen großen Teil zu seiner schnellen Genesung beigetragen habe.

Ich telefonierte außerdem mit Herrn Morello, der ebenfalls unter einer schmerzhaften Schleimbeutelentzündung litt. Bei ihm hatte wahrscheinlich eine Überbeanspruchung der Knie zu seiner Erkrankung beigetragen. Seine Frau habe ihn nun regelrecht gedrängt, dass er neben den schmerzstillenden und entzündungshemmenden Medikamenten auch EM-X Gold nehmen solle. EM-X Gold sei ihr schon seit einem guten Jahr bekannt und sie sei neugierig gewesen, ob es ihrem Mann helfen könnte. Frau Morello selbst nimmt morgens zum Frühstück dreißig Milliliter EM-X Gold ein und sagt, dass es ihr gut tue und sie dadurch mehr Antrieb habe.

Zusätzlich zu Diclofenac, häufiger Kühlung und Massagen bei der Physiotherapie, nahm Herr Morello nun also täglich dreißig Milliliter EM-X Gold. Die Einnahme verlief kurweise über sechs Wochen. Er nahm es, wie seine Frau, morgens nach dem Aufstehen oder beim Frühstück. Schon nach wenigen Tagen seien seine Schmerzen vergessen gewesen. Zu einer Abheilung seiner Entzündung sei es nach rund vier Wochen gekommen. Er führe die relativ schnelle Heilung auch auf EM-X Gold zurück. Herr Morello sagt, dass er EM-X Gold wieder nehmen wolle, wenn es noch einmal zu einer ähnlichen Erkrankung kommen sollte.

Frau Johanns berichtete mir über ihre dreizehnjährige Tochter. Diese war im Herbst des letzten Jahres krank geworden. Eltern und Tochter rechneten mit einer harmlos verlaufenden Erkältung, doch als auf die verstopfte Nase und Kopf- und Gliederschmerzen ein starkes Fieber folgte, schickten sie ihre Tochter zum Hausarzt. Der Arzt diagnostizierte eine Nasennebenhöhlenentzündung, eine Sinusitis, also eine Entzündung der Schleimhaut

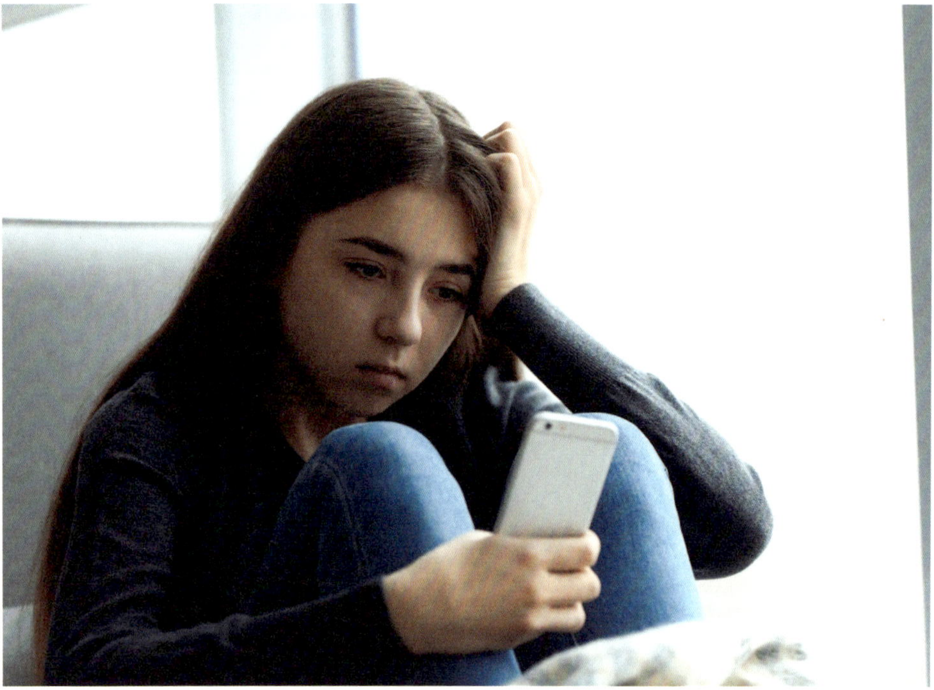

der Nebenhöhlen. Symptome sind Kopfschmerzen, ein unangenehmes Druckgefühl im Kopf, Sekretproduktion, generelle Abgeschlagenheit und, wie im Fall der Tochter von Frau Johanns, eine erhöhte Temperatur. Meist heilt eine akute Sinusitis von allein aus. Dabei helfen können abschwellende und schleimlösende Medikamente. Doch als Frau Johanns Tochter nach vier Wochen immer noch nicht wieder gesund war, verschrieb ihr der Arzt zusätzlich Antibiotika. Antibiotika helfen natürlich nur, wenn die Entzündung bakteriell bedingt ist.

Währenddessen wollte Frau Johanns nicht untätig bleiben. Sie erinnerte sich an ein Fermentgetränk, das eine gute Freundin ihr vor einiger Zeit empfohlen hatte: EM-X Gold, welches bei diversen Beschwerden helfen könne. Nachdem Frau Johanns EM-X Gold gekauft hatte und die Erkrankung ihrer Tochter noch immer nicht ausgestanden war, begann die Tochter mit der Einnahme. Sie nahm, während der Erkrankung, täglich einmal dreißig Milliliter, pur in einem passenden kleinen Gläschen. Nach einem Tag habe sich bereits ihr Fieber gesenkt, nach ein paar weiteren Tagen habe sie sich nicht mehr müde gefühlt, keine Glieder- und Kopfschmerzen mehr gehabt und endlich wieder freiwillig das Bett verlassen. Das Wichtigste sei ihr jedoch ihre freie Nase gewesen und dass sie nun endlich wieder richtig atmen konnte. Frau Johanns und ihre Familie möchten EM-X Gold gerne weiter nutzen, sollte wieder eine Erkältung oder eine andere Erkrankung anstehen.

Frau Faßbinder und ihr Mann, beide fünfundvierzig Jahre alt, vertrauen ebenfalls seit einiger Zeit auf die entzündungshemmenden Eigenschaften von EM-X Gold. Sie setzen sich bereits seit rund fünf Jahren mit der EM-Technologie auseinander und sind dabei auch auf Prof. Higas EM-X Gold gestoßen. Frau Faßbinder nahm EM-X Gold dann erstmals im Zuge einer sehr schmerzhaften Zahnwurzelentzündung ein.

Die Entzündung eines Zahnes kann mehrere Ursachen haben. Jeder Zahn besteht aus Schmelz, Dentin und dem Zahnmark. Dieses Mark enthält Nerven und Gefäße, welche auch als Pulpa bezeichnet werden. Der Zahn erkrankt, wenn Bakterien in sein Inneres eindringen. Ist ein Zahn beispielsweise zu lange mit Karies befallen, breiten sich Bakterien mit der Zeit weiter im Dentin aus. Das Dentin ist über kleine Kanäle mit dem Zahnmark verbunden, dessen Nerven im Verlauf ebenfalls erkranken.

Genau dies schien bei Frau Faßbinder passiert zu sein. Da sie Angstpatientin sei und Termine beim Zahnarzt mehr als ungern wahrnehme, ließ sie sich auf eine Behandlung dort nicht ein und hoffte, dass die Schmerzen von selbst verschwinden würden. Erfolgt in einem solchen Fall jedoch keine Wurzelbehandlung, breitet sich die Krankheit im Zahn immer weiter aus. Das musste auch Frau Faßbinder erfahren. Es bildete sich ein Abszess, eine massive Schwellung des Zahnfleischs. Aufgrund der großen Schmerzen war Frau Faßbinder nun endlich dazu bereit, einen Zahnarzt aufzusuchen, der die Entzündung entsprechend behandelte.

Schon zu Beginn der Entzündung und mit den ersten Schmerzen hatte Frau Faßbinder mit der Einnahme von EM-X Gold begonnen. Nach der zahnärztlichen Behandlung erhöhte sie die tägliche Dosis von einem auf zwei kleine Schnapsgläser, die sie nun morgens und abends einnahm. Ihr Arzt hatte ihr eigentlich Antibiotika verschreiben wollen, Frau Faßbinder weigerte sich jedoch, entgegen seiner dringenden Empfehlung, diese einzunehmen. Sie setzte weiterhin auf EM-X Gold und erklärte mir, dass die Entzündung auch ohne das Antibiotikum relativ schnell abgeheilt sei. Die Schmerzen waren nach wenigen Tagen verschwunden und ihre dicke Wange sei ebenfalls schnell abgeheilt.

Frau Faßbinder möchte in Zukunft den Zahnarzt öfter aufsuchen, um solche Notfälle zu vermeiden. Dennoch sagte sie mir, dass EM-X Gold das erste Mittel ihrer Wahl bliebe. Nach dem Abheilen des Zahns reduzierte Frau Faßbinder EM-X Gold wieder auf ein kleines Glas am Morgen. Auch ihr Mann nimmt EM-X Gold ein. Er hofft, sein Immunsystem damit zu stärken und seine Vitalität zu steigern.

Herr Enders ist Naturheilpraktiker. In seiner Praxis wendet er EM-X und EM-X Gold bereits seit über fünfzehn Jahren an. Er berichtete mir in unserem Gespräch über einige Erfolge, die er mit EM-X Gold in der Krebstherapie erzielen konnte, und erzählte mir darüber hinaus noch einige weitere Geschichten seiner Patienten. Eine davon fand ich sehr bemerkenswert.

Es handelte sich um einen jungen Mann, der nach einer Operation am Knie noch stärkere Schmerzen verspürte als vor der Behandlung. Bei operativen Eingriffen sind Verletzungen von Gewebe und Nerven nicht zu vermeiden. Meistens bleibt das ohne weitere Folgen und die normalen, OP-bedingten Schmerzen klingen nach einigen Wochen wieder ab. Es kann jedoch passieren, dass ein Nerv so sehr geschädigt wird, dass die Schmerzen monatelang anhalten oder sogar stärker werden.

So war es im Falle von Herr Enders Patienten passiert. Die Schmerzen wollten auch nach mehreren Monaten einfach nicht vergehen. Sein behandelnder

Arzt riet ihm, so schnell wie möglich mit einer Schmerztherapie zu beginnen, um zu verhindern, dass der Schmerz chronisch werde. Zuerst versuchte es der Patient mit Physiotherapie und einer Ultraschalltherapie, mit Hilfe derer der betroffene Nerv blockiert werden sollte. Als das den Schmerz nicht vollkommen ausschalten konnte, riet der behandelnde Arzt seinem Patienten zu Cortison-Gaben. Cortison und ein weiteres chirurgisches Verfahren sind die letzten anzudenkenden Schritte, bergen für den Patienten aber auch weitere Risiken. Der Patient wollte wegen dieser Risiken eine weitere, zweite Meinung hören und fragte Herrn Enders. Herr Enders gab dem Patienten EM-X Gold, er verordnete fünfzig Milliliter täglich. Der Patient nahm weiterhin seine Physiotherapietermine wahr, lehnte die Cortison-Gaben jedoch ab. Auch eine weitere Operation wollte er um jeden Preis verhindern. Nach acht Wochen, in denen er täglich EM-X Gold einnahm, seien seine Schmerzen schon wesentlich erträglicher gewesen, nach einem weiteren Monat sogar komplett verschwunden. Der Patient war begeistert. Auch Herr Enders sah sich in seiner Überzeugung von EM-X Gold bestätigt. Der Patient habe EM-X Gold in diesem Fall kurweise genommen, ziehe es aber für jede weitere Behandlung wieder in Betracht.

Meine als letzte befragte EM-X Gold Anwenderin ist Frau Schmidt. Frau Schmidt ist einundsiebzig Jahre alt und bezeichnet sich eigentlich als gesund. Wären da nicht die unangenehmen Gichtschübe.

Gicht ist eine Stoffwechselstörung, die schmerzhafte Entzündungen in den Gelenken verursacht. Als eine der ältesten bekannten Krankheiten war die Gicht den Ägyptern schon im Jahr 2640 vor Christus vertraut. Gicht tritt am häufigsten bei Männern über vierzig und bei Frauen nach den Wechseljahren auf. Die Zahl der Gichtpatienten nimmt seit einigen Jahrzehnten zu. Ursache ist zu viel Harnsäure im Blut, die sich in Kristallform in der Gelenkhaut ablagert. Meist ist die Veranlagung zu Gicht angeboren, die Kombination mit einem ungünstigen Lebensstil kann dann oft zu Gichtschüben führen. Nach dem ersten Gichtanfall kommt es bei sechzig Prozent der Patienten innerhalb eines Jahres zu einem weiteren Anfall. Wenn die Anzahl dieser Anfälle zunimmt, wird der zeitliche Abstand dazwischen meist auch kürzer. Auch die Dauer der Anfälle erhöht sich von etwa einer Woche auf zehn bis vierzehn Tage.

Zunächst versuchte Frau Schmidt, ihre Ernährung anzupassen. Auf Anraten des Arztes reduzierte sie Fleisch, bestimmte Fischsorten und fructosehaltige Getränke und Nahrungsmittel. Alkohol trinke sie sowieso kaum. Trotzdem litt sie unter den typischen Symptomen wie schmerzenden und geschwollenen Gelenken. Der Arzt verschrieb ihr harnsäuresenkende Medikamente und Physiotherapie. Die Physiotherapie empfand sie leider als recht schmerzhaft und wollte sie deshalb nach wenigen Terminen nicht weiter wahrnehmen.

Innerhalb ihrer Familie war EM-X Gold bereits bekannt, Frau Schmidt hatte es selbst aber noch nicht eingenommen. Eine Nichte erzählte ihr schließlich, dass EM-X Gold auch eine entzündungshemmende Wirkung haben solle, weshalb sie ihr zur Einnahme riet und ihr eine erste Flasche bestellte. Frau Schmidt war zunächst zögerlich, hörte aber auf die Nichte, als sie wieder unter einem schweren Gichtschub litt. Sie gab sich täglich ein Schnapsglas EM-X Gold in ihren Kaffee (wie ich nun weiß, ist das eine der häufigsten und praktischsten Methoden). Mittlerweile nimmt Frau Schmidt EM-X Gold seit gut einem Jahr. Das Ergebnis sei, dass sie seitdem keinen Gichtanfall mehr gehabt habe. Sie hofft, dass das erst mal so anhält, und nehme EM-X Gold deshalb weiter ein.

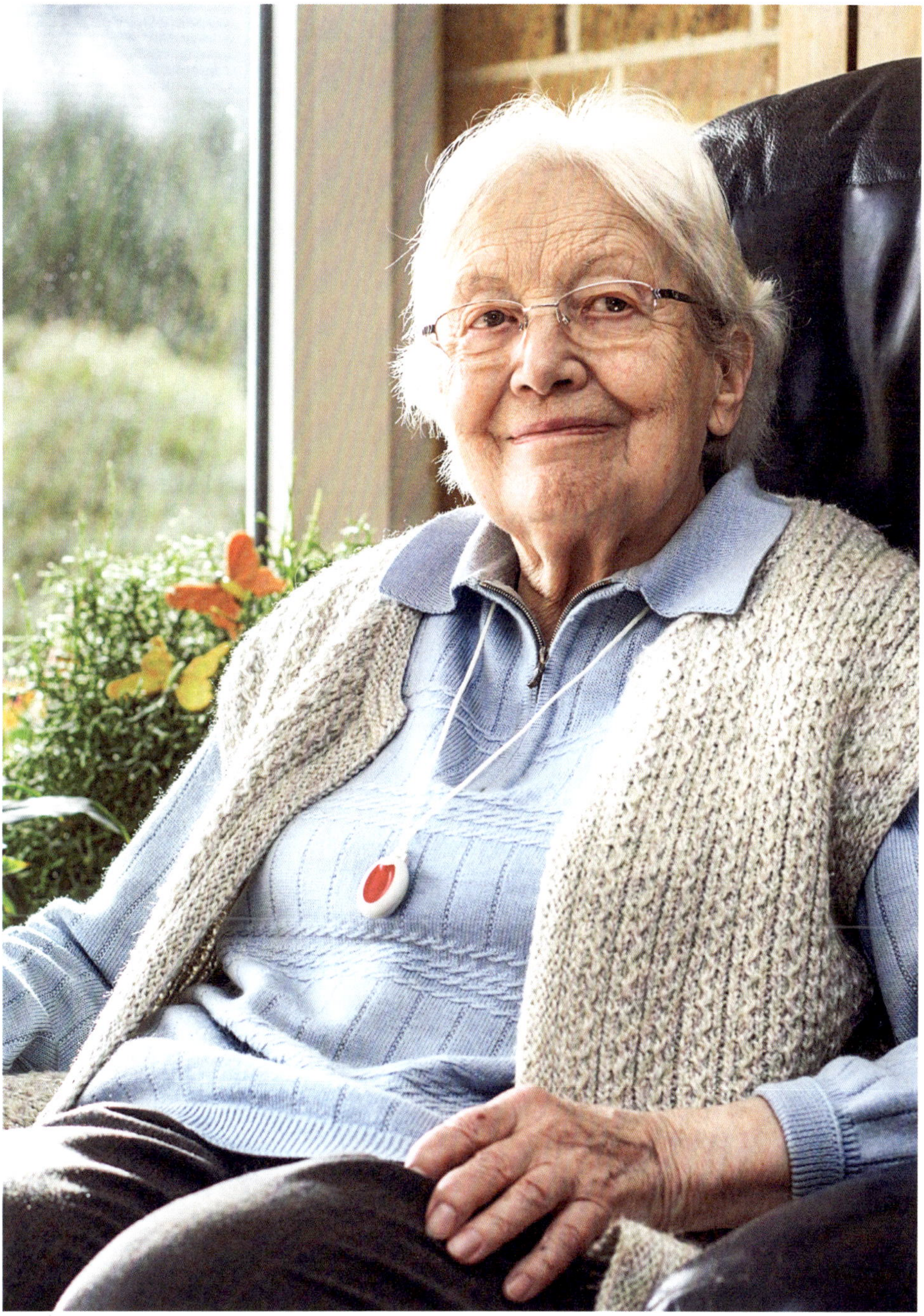

# Nachwort

## Das Fazit der Gespräche

Für mich war es zunächst selbst eine Überraschung, wie begeistert die meisten Nutzer und Nutzerinnen von EM-X Gold sind. Ich hatte nicht damit gerechnet, dass beinahe jeder Anwender, mit dem ich sprach, von EM-X Gold überzeugt ist und es in seinem Freundes-, Bekannten- und Familienkreis weiterempfiehlt. Mehrere Nutzer und Nutzerinnen geben EM-X Gold mittlerweile sogar ihren Haustieren. Sie sagen: „Wenn es mir gut tut, dann soll es auch meinem Tier gut tun."

Im schlimmsten Fall war eine erhoffte Wirkung einfach nicht eingetreten, eine Verschlechterung des körperlichen Zustandes gab es bei keiner der befragten Personen. Möglicherweise hätten die Befragten, die nicht überzeugt waren, EM-X Gold einfach länger einnehmen müssen, eventuell ist es aber auch nicht für jeden Menschen das richtige Mittel der Wahl. EM-X Gold möchte und darf keine Heilungsversprechen machen – es ist kein Wunderheilmittel. Es ist jedoch bezeichnend, dass so viele Menschen angeben, wie gut sie sich dank EM-X Gold fühlen.

Ich danke Ihnen für das Interesse an EM-X Gold und hoffe, dass ich Sie ein bisschen neugierig machen konnte. Vielleicht haben Sie ja auch sich und Ihren eigenen EM-X Gold-Bericht wiederentdecken können. Dann möchte ich mich noch einmal herzlich bei Ihnen bedanken, dass Sie so offen waren und mir ihr Vertrauen und Ihre Zeit geschenkt haben. Ich wünsche Ihnen alles Gute!

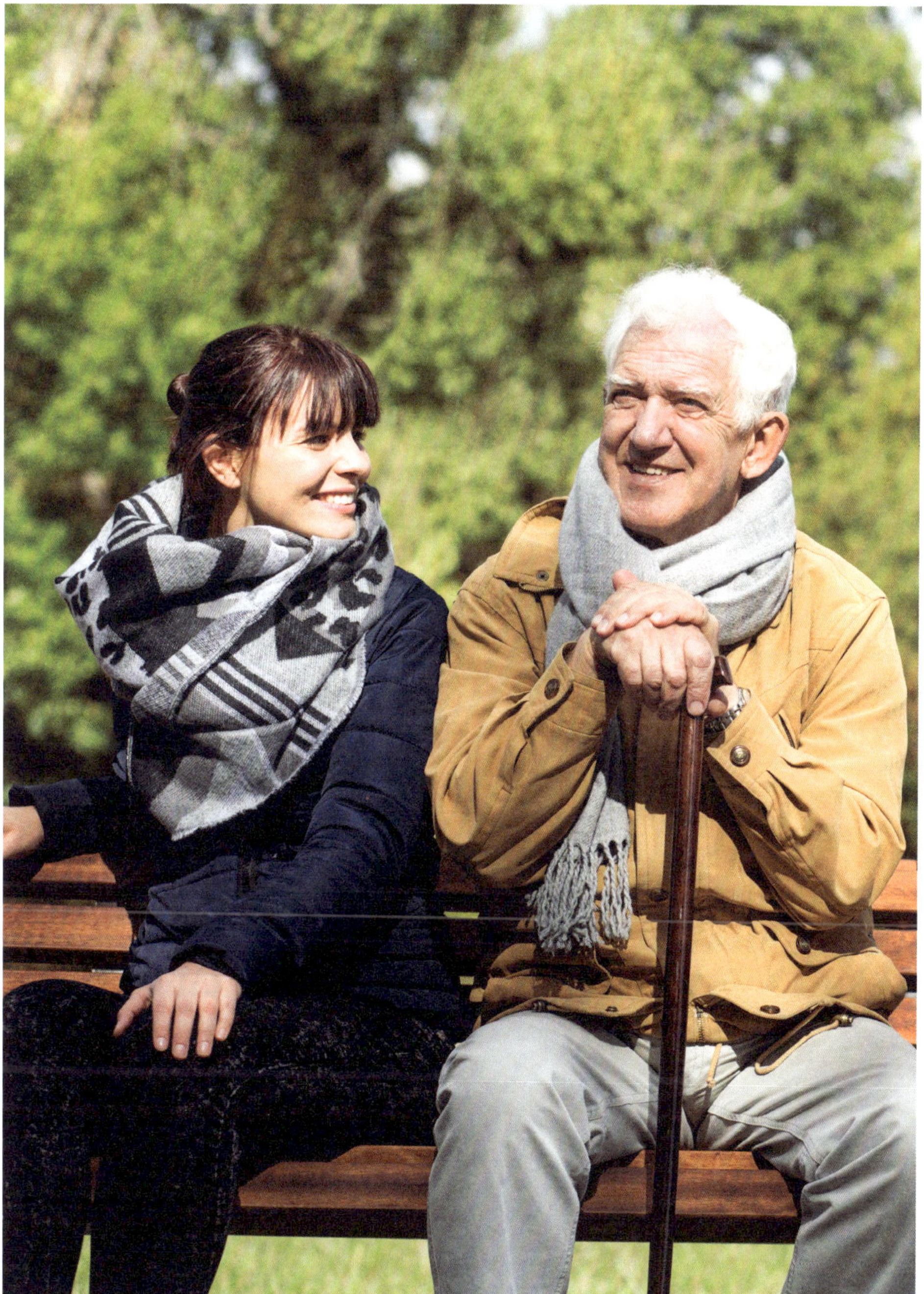